U0310953

肿瘤防治科普丛书

妇科肿瘤

主　编

周琦　王冬

副主编

李　蓉　邹冬玲　唐　郢

人民卫生出版社

图书在版编目（CIP）数据

妇科肿瘤 / 重庆市肿瘤医院，重庆大学附属肿瘤医院
组织编写 . —北京：人民卫生出版社，2018
（肿瘤防治科普丛书）
ISBN 978-7-117-26496-9

Ⅰ. ①妇… Ⅱ. ①重…②重… Ⅲ. ①妇科病 – 肿瘤 –
诊疗 Ⅳ. ①R737.3

中国版本图书馆 CIP 数据核字（2018）第 070569 号

人卫智网	www.ipmph.com	医学教育、学术、考试、健康，
		购书智慧智能综合服务平台
人卫官网	www.pmph.com	人卫官方资讯发布平台

肿瘤防治科普丛书：妇科肿瘤

组织编写：重庆市肿瘤医院　重庆大学附属肿瘤医院
出版发行：人民卫生出版社（中继线 010-59780011）
地　　址：北京市朝阳区潘家园南里 19 号
邮　　编：100021
E - mail：pmph @ pmph.com
购书热线：010-59787592　010-59787584　010-65264830
印　　刷：三河市潮河印业有限公司
经　　销：新华书店
开　　本：889×1194　1/32　印张：4.5
字　　数：125 千字
版　　次：2018 年 5 月第 1 版　2019 年 3 月第 1 版第 2 次印刷
标准书号：ISBN 978-7-117-26496-9/R · 26497
定　　价：25.00 元
打击盗版举报电话：010-59787491　E-mail：WQ @ pmph.com
（凡属印装质量问题请与本社市场营销中心联系退换）

丛书编委会
（排名不分先后）

名誉主编

于金明

主编

吴永忠　周　琦　王　颖　郑晓东

副主编

周　宏　汪　波　张　维　王东林　陈伟庆

秘书

袁维春　戴　羽　黄渐青　陈　霞　唐　利

编委

吴永忠　周　琦　周　宏　汪　波　张　维

王　颖　郑晓东　王东林　辇伟奇　王　维

张海燕　蔡　润　周晓红　江跃全　邓和军

刘　南　孙　浩　陈伟庆　曾晓华　项　颖

王　全　王胜强　王　冬

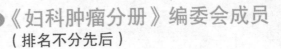

《妇科肿瘤分册》编委会成员
（排名不分先后）

主　编

周　琦　王　冬

副主编

李　蓉　邹冬玲　唐　郢

编　委

周　琦　王　冬　李　蓉　邹冬玲　唐　郢

黄　裕　李雨聪　王　晶　吴　科　雷翠蓉

袁　犁　陈文娟　舒　锦　钟　林

序言一

众所周知，恶性肿瘤已成为威胁人类生命和健康的首要敌人。不论城市还是农村，肿瘤都是中国居民的主要死亡原因。肿瘤防治是生命科学研究领域的难题。全球癌症报告显示：2012年，中国新增307万癌症患者并造成约220万人死亡，分别占全球总量的21.9%和26.8%；中国肿瘤发病率以每年大约3%的速度递增，中国新增和死亡病例世界第一。由于人们对肿瘤预防认知不足，缺乏癌症筛查和早诊早治的意识，就诊普遍偏晚，导致中国癌症死亡率高于全球平均水平。

习近平总书记在全国卫生与健康大会上指出，没有全民健康，就没有全面小康，要把人民健康放在优先发展的战略地位，加快推进健康中国建设。基于我国肿瘤防治严峻形势，可以说，健康中国，肿瘤先行，科普优先。肿瘤防治科学知识的普及，对于提高全民防癌意识，正确认识肿瘤筛查，科学理解肿瘤诊治，降低肿瘤发病率，提高治愈率，节约社会卫生资源，提升我国健康水平，具有极其重要的意义。

近年来，国内肿瘤防治工作者已编写了多本肿瘤防治科普书籍，从不同角度与层面介绍肿瘤防治相关科普知识，但瘤种全覆盖的成套肿瘤防治科普丛书尚缺乏。吴永忠教授团队长期从事肿瘤防治工作，具有丰富的经验，创新性地在重庆构建了"一网一链"肿瘤防治体系。本丛书的编写顺应国家重视科普，大力向全社会推广医学科普知识的要求，以系统介绍肿瘤防治"一链"科普知识，即围绕肿瘤的认识预防、早期筛查、规范诊疗、康复管理为一体的完整诊疗服务链为鲜明特色，科学实用地介绍有关防癌抗癌的科普知识。

　　该丛书以一问一答的形式，通过通俗易懂的语言，生动形象的插图，站在患者角度介绍临床实际中的常见问题，力图将肿瘤医学专业知识变为普通民众易懂易记的常识。相信该丛书将对提高患者及家属对肿瘤总体认识、增强全民防癌抗癌知识起到重要的推进作用。期盼该丛书能够早日出版发行！

中国工程院院士

于金明

2018 年 2 月

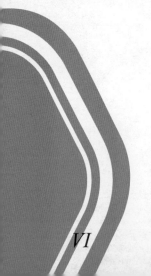

序言二

作为全国癌症防治协作网络成员单位、区域性肿瘤防治中心的重庆市肿瘤医院长期肩负恶性肿瘤防治任务，已经形成融科普宣教、早期筛查、规范诊疗、康复管理为一体的肿瘤完整诊疗服务链。

近年来，我国恶性肿瘤死亡率呈明显上升趋势，已成为城乡居民的第一位死因，严重影响人民群众健康及生命安全。对于恶性肿瘤来说，预防胜于治疗。因此，加强肿瘤预防的科普教育刻不容缓，也是重庆市肿瘤医院为提高大众的肿瘤预防科普知识、提高综合医疗服务质量以及提高国民生活素质应尽的责任！

为此，重庆市肿瘤医院组织全院专家编写本套《肿瘤防治科普丛书》，普及防癌知识和科学理念，引导公众关注癌症和癌症患者；正确认识癌症的成因、预防和治疗，消除癌症认识误区；推广科学规范的诊疗模式，切实提高癌症防治水平；帮助癌症患者及其家属树立正确认识癌症的观念和战胜癌症的信心，提高患者生命质量！

重庆市肿瘤医院 重庆大学附属肿瘤医院 院长
中国抗癌协会肿瘤放射治疗专业委员会副主任委员
重庆市医学会肿瘤专委会主任委员
吴永忠
2018 年 3 月

前言

　　妇科恶性肿瘤严重威胁我国女性的身心健康。妇科恶性肿瘤包括宫颈癌、卵巢癌、子宫内膜癌、阴道癌、外阴癌等。以宫颈癌为例，在西方发达国家通过疫苗接种和规范的筛查，其发病率下降，规范治疗生存率明显提高。而在我国虽然已经开展多种形式的筛查，但由于人口众多，地区间经济发展不平衡，筛查面不够，大众防癌意识不强等原因，发病率仍逐年升高，且有年轻化的趋势。所以普及妇科肿瘤防病知识，提高早期识别身体发出的异常信号的意识，并定期进行妇科检查和筛查是预防妇科恶性肿瘤最简单有效的措施。

　　妇科肿瘤常会出现不规则阴道流血，常被误以为是"月经紊乱"！外阴、阴道、宫颈甚至子宫和卵巢的肿瘤大都可通过妇科检查发现，取到病变组织进行活检，可以明确诊断，也是制定治疗方案的重要依据。中国女性由于受传统观念的影响，常羞于就诊，有些因经济原因，不愿就诊，就更不接受定期的常规体检了。直到症状明显、难以忍受才来就诊，往往已是晚期，导致花费高，疗效差。所以提高广大妇女同胞的健康意识，提倡早诊早治，是我们始终需要关注的！

　　妇科肿瘤的诊治规范可以提高治疗疗效，作为医生不仅要为患者提供既规范又个体的治疗方案，提高疗效，延长生命，改善生活质量，更应该为提高人民群众的防癌意识，早期发现病变，做好科普工作！基于此，本书将以通俗易懂的方式让读者明确妇科肿瘤的防治方法，防治结合，正确筛查、早期发现、早期诊断、早期治疗，阻断癌症的发展，让大家了解如何在患癌之后通过正规的检查、治疗、随访，提高治疗效果，延长生存期，提高生活质量，从而挽救更多生命，造福更多家庭。

周琦　王冬

2018 年 2 月

重庆市肿瘤医院
重庆大学附属肿瘤医院

重庆市肿瘤医院、重庆大学附属肿瘤医院、重庆市肿瘤研究所、重庆市癌症中心是集医疗、教学、科研、预防、康复为一体的国家三级甲等肿瘤专科医院，牵头重庆市肿瘤防治、科普宣传、技术研究和区域肿瘤专科人才培训；是国家肿瘤药物临床试验机构、重庆市肿瘤临床医学研究中心、重庆市肿瘤医疗质量控制中心、重庆市肿瘤放射治疗质量控制中心；是重庆市肿瘤防治办公室挂靠单位；是重庆市肿瘤防治科普基地和重庆市健康促进医院。

医院编制床位 1480 张，开放床位 1800 张，设有临床和医技科室 31 个，其中国家级重点专科 1 个、省级重点学科 4 个、省级临床重点专科 7 个、省级临床诊疗中心 3 个。医院年诊治病人 50 万余人次，住院病员 5.5 万余人次，外埠比例达 22%，病员来源实现了全国所有省市区全覆盖。医院专业技术人员占 90% 以上，其中高级专业技术人员 196 人，其中博士 106 人，硕士 328 人，博士硕士研究生导师 35 人，重庆市学术学科带头人 3 人，后备学术学科带头人 4 人，国务院政府津贴专家 9 人，重庆市有突出贡献的中青年专家 4 人。

医院拥有国家临床药物试验机构、国家博士后科研工作站、市级重点实验室、市级临床医学研究中心、市级专家工作室、市级协同创新中心、市级院士专家工作站、市级众创空间、重庆市肿瘤精准医学转化创新创业团队等国家级省部级研究平台 10 个；拥有国家级住院医师规范化培训基地、国家博士后科研工作站、重庆大学研究生联合培养点、广西医科大学研究生培养基地、重庆医科大学硕士联合培养点、重庆市护士规范化培训基地、重庆市肿瘤专科护士培训基地等教学平台 7 个。

按照重庆市战略定位及卫生区域规划，医院秉承"敬业、诚信、求实、创新"的院训与"向善向上、尚德尚学"的核心文化，积极构建以重庆市肿瘤医院牵头的"1515"区域肿瘤防治网，网内同质化建立肿瘤登记、科普宣教、早期筛查、规范诊疗、康复管理为一体的肿瘤完整诊疗服务链，形成"一网一链"区域肿瘤防治体系，引导人民群众正确认识肿瘤的防诊治，不断创新理念与革新技术，提高医疗服务品质，努力建成国家肿瘤区域医疗中心，为人民群众提供全方位全周期健康服务。

目 录

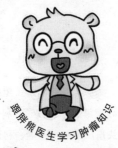

跟胖熊医生学习肿瘤知识

 1 宫颈病变和宫颈癌

2 卵巢癌

肿瘤防治科普丛书——妇科肿瘤

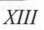

3 子宫体肿瘤

4 外阴及阴道肿瘤

5 滋养细胞肿瘤

1

宫颈病变和宫颈癌

预防宫颈疾病的重要性

常言道，治病不如防病。转变观念，注重预防，在宫颈疾病与宫颈癌中有着充分体现。由于宫颈部位特殊，我们可以通过肉眼观察并取材，比如用分泌物检查、脱落细胞检查、组织活检等方式诊断疾病，及时发现病变，有力的预防宫颈病变与疾病。

宫颈与外界相通、与盆腹腔相连，这种特殊的解剖位置使外界的病毒、细菌可以感染宫颈，盆腹腔的病变也可以在宫颈部位有所表现。鉴于上述原因，宫颈部位的炎性疾病、癌前病变或癌都可以预防或被早期发现。预防通过感染引起的癌症在宫颈病变和宫颈癌中能得到最充分的体现。

预防宫颈疾病，应该做到：

☞ 注意经期卫生；

☞ 治疗急性炎症；

☞ 定期妇科检查；

☞ 加强妇科普查；

☞ 洁身自爱，减少性传播疾病发生；

☞ 注重孕前、孕期检查；

☞ 重视和积极治疗慢性宫颈疾病。

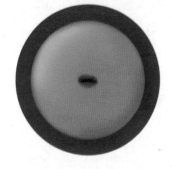

认识宫颈病变

宫颈是女性生殖器官——子宫的一部分，这里是女性身体和外界相通的"必经之路"。正因为如此，容易遭受一些疾病的侵扰。

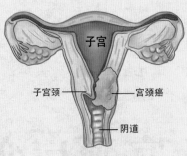

子宫颈和宫颈癌

◎ 宫颈的构成与作用

宫颈也称子宫颈，是女性生殖器官——子宫的组成部分。幼儿时期，宫颈长于宫体，随着激素的改变，性发育成熟，宫颈逐渐变长，发育成熟的育龄期妇女宫颈长 2.5～3cm，宫颈与宫体比例约为 1：2。宫颈为圆形柱状体，质地软，外表光滑，可以分为阴道部和子宫部。宫颈管腺体自身分泌黏液，并随激素改变而发生周期性变化。

宫颈作为一个阻止外源性微生物入侵宫体及盆腔的屏障具有重要的防御功能，同时也是一个通道，既可以输送精子抵达输卵管受精，又能将宫腔分泌物及经血排出。输卵管、卵巢脱落细胞可以通过宫颈到阴道，这样也利于妇科疾病的诊断。

宫颈发育异常、畸形会导致宫腔积血、积液，能引起痛经或其他继发性疾病。

◎ 什么是宫颈病变？

宫颈病变包括炎症、损伤、肿瘤、畸形以及子宫内膜异位症等在内的、发生在宫颈范围内的各种病变。狭义上的宫颈病变则是从妇科肿瘤角度描述，包括宫颈上皮内病变（也称宫颈癌前期）和宫颈癌。

宫颈上皮内病变又可以分为低级别上皮内病变及高级别上皮内病变。宫颈癌包括各种类型的宫颈恶性肿瘤，有宫颈鳞癌、宫颈腺癌、宫颈小细胞癌、宫颈原发性恶性黑色素瘤、宫颈肉瘤及淋巴瘤等，其中宫颈鳞癌是宫颈癌中最常见的恶性肿瘤。

正常宫颈表面光滑，但育龄期妇女因激素水平高，腺上皮增生活跃，外观或阴道镜可以观察到宫颈口红，严重的可以有接触性出血，俗称"宫颈糜烂"。

【医生提醒】

"宫颈糜烂"只是对宫颈状态的描述，不能作为诊断术语，不能以此对疾病进行过度治疗。

◎ 什么是宫颈息肉？

宫颈息肉是宫颈慢性炎症的一种表现。长期各种原因的慢性炎症刺激，导致宫颈管黏膜增生而引起的局部炎性疾病。宫颈组织具有排除"异己"的倾向，慢性炎症反复发作使增生的黏膜逐渐自基底部向宫颈外口突出而形成息肉。

小的宫颈息肉没有什么症状，不痛也不痒，隐蔽性比较强，只是在妇科检查时被偶然发现。较大的息肉会造成非经期阴道出血，尤其在同房后。宫颈息肉造成的出血没有规律性，可发生在任何时候，出血量不多，多为白带中有血，常常是点滴状出血或者白带有血丝，一般不会达到月经量。

宫颈息肉通常是良性的，恶变少见。有些所谓的"恶性息肉"，实际是长得像息肉的恶性肿瘤。

◎ 什么是宫颈糜烂？

宫颈糜烂是一个描述性术语，更确切地说它只是一个表现，即对宫颈表皮状态的描述，不能作为诊断性术语使用。大部分宫颈糜烂状态是雌激素水平上升引起的正常生理性变化，不用特殊处理。宫颈糜烂常发生于宫颈鳞柱上皮交界区，宫颈炎症和某些宫颈内病变，甚至宫颈癌也会表现出宫颈糜烂症状，通常需要阴道镜观察方能正确辨认与鉴别。

宫颈糜烂分为轻、中、重度，需要进一步询问病史并进行检查，如了解是否有阴道分泌物增加，是否有严重的阴道炎等情况而决定是否治疗。一般讲宫颈轻度或中度糜烂状态不需要治疗，重度糜烂状的宫颈应结合细胞学诊断进行选择性治疗。要强调的是治疗的是宫颈病变而不是宫颈糜烂，要防止对宫颈糜烂的过度诊疗。

◎ 宫颈长良性肿瘤吗？

提到宫颈，大家往往会想到宫颈炎和宫颈癌。其实，宫颈也有良性肿瘤，包括宫颈上皮性良性肿瘤（宫颈内膜息肉、宫颈鳞状上皮乳头状瘤）、宫颈混合性上皮和间叶性肿瘤（腺纤维瘤）、宫颈间叶性肿瘤（血管瘤）和宫颈平滑肌瘤。这些宫颈的良性肿瘤并不常见，不会兴风作浪，这也是与恶性肿瘤的本质区别所在。但是，有些宫颈良性肿瘤需要鉴别诊断，少数良性肿瘤如果有较大的占位，如宫颈平滑肌瘤则需要手术治疗。

◎ 什么是宫颈上皮细胞学异常？

宫颈癌筛查后会出具细胞学诊断报告单。规范的报告一定有对取材质量的评价，如细胞数量，通常细胞数量 >5000，说明取材较好，同时还应描述标本是否有太多的杂质或细菌、病毒感染情况。诊断栏目绝大多数描述为"未发现肿瘤细胞"或描述宫颈上皮细胞异常的情形，包括鳞状上皮细胞异常和腺上皮细胞异常等。此外，报告单还有一些标准的缩写，它们分别代表什么意思呢？

● **鳞状上皮细胞异常**

①不典型鳞状上皮细胞

atypical squamous cells，英文缩写 ASC

②低度鳞状上皮内病变

low-grade squamous intraepithelial lesion，英文缩写 LSIL

③高度鳞状上皮内病变

high-grade intraepithelial lesion，英文缩写 HSIL

④鳞状细胞癌

squamous cell carcinoma，英文缩写 SCC

● **腺上皮细胞异常**

①不典型腺上皮细胞

atypical glandular cells，英文缩写 AGC

②原位腺癌

adeno-carcinoma in situ，英文缩写 AIS

③腺癌

adeno carcinoma，英文缩写 ACA

● **其他恶性肿瘤**：原发于宫颈的不常见肿瘤及转移癌

【医生提醒】

以上这些宫颈上皮异常的描述分别代表宫颈不同的病变状态，需要在宫颈专科医生的指导下进行分类处理。

认识宫颈癌

宫颈癌是长在女性子宫颈部的恶性肿瘤，多见于中年以上妇女，值得注意的是也有很多年轻女性罹患宫颈癌。

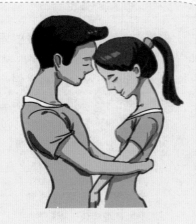

◎ 什么是宫颈癌？

宫颈癌，顾名思义是指长在子宫颈上的恶性肿瘤。宫颈癌高发年龄在 45～65 岁。目前观察到宫颈癌有发病和确诊年轻化的趋势，小于 40 岁确诊的宫颈癌，称年轻宫颈癌。

宫颈癌是为数不多的病因明确的恶性肿瘤。研究已明确大多数宫颈癌的病因为人乳头瘤病毒（HPV）持续感染。由于 HPV 感染宫颈导致癌前病变和宫颈癌有一个漫长的变化过程，所以宫颈癌可以通过筛查早期发现并进行有效治疗，有效治疗宫颈癌前病变就能够预防宫颈癌的发生。由于通过筛查比较容易发现宫颈癌前病变，只要及时治疗，就可以杜绝宫颈癌的发生，所以宫颈癌也被称为最可能被人类征服的癌症。

◎ 宫颈癌的病理类型有哪些？

宫颈癌最常见的病理类型是鳞癌，占宫颈癌的 70%～80%，其次是腺癌和腺鳞癌。还有一些少见的病理类型，如：神经内分泌肿瘤、恶性黑色素瘤、恶性淋巴瘤、肉瘤等，只有通过病理科医生在显微镜下观察肿瘤形态或进一步的免疫组化检查才能得出正确的诊断结论。宫颈癌的病理类型十分重要，因为每种病理类型的生物学特点不尽相同，这与手术适应证和放化疗的敏感性相关，直接决定了临床医生的治疗策略。

◎ 宫颈癌的高危因素有哪些?

宫颈癌的高危因素主要是 HPV 持续感染和宫颈上皮受损。HPV 是一种嗜上皮性病毒,只有在上皮损伤的时候才入侵宫颈上皮细胞。因此,各种原因引起的宫颈上皮受损均可导致宫颈病变的发生。

● **HPV 感染**

90% 以上的宫颈癌存在高危型 HPV 感染。

多个性伴侣、过早开始性生活、过早生育、多孕多产、多次流产等与宫颈癌发生密切相关。经期、妊娠期、产褥期是感染性疾病的高发期,也是 HPV 感染的易感时期。多产易造成产道损伤,特别是宫颈损伤,也是宫颈疾病的易患因素。

● **其他生物学因素**

沙眼衣原体、单纯疱疹病毒 II 型、滴虫等病原体的感染在高危 HPV 感染导致宫颈癌的发病过程中有协同作用。

● **其他行为因素**

吸烟、营养不良、卫生习惯不良(如不洗外阴、不用干净的卫生巾)、不洁性生活等也与宫颈癌的发生相关。

● **营养、维生素与微量元素**

某些维生素及微量元素(如锌、硒和维生素 C)的缺乏可能也与子宫颈癌的发病有关。

【医生提醒】

感染 HPV 是一个高概率事件,而 HPV 感染导致宫颈癌是小概率事件,我们比喻宫颈感染 HPV 就像患感冒一样。也就是说,并不是感染了 HPV 就一定能发展成为宫颈癌,关键是要在医生的指导下,合理的定期检查,及时发现、诊断和治疗癌前疾病。

认识宫颈癌筛查

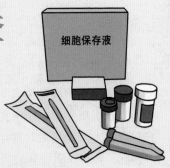

细胞保存液

宫颈癌尽管是一种女性恶性肿瘤，但是通过体检筛查能够发现早期宫颈癌，正规治疗后，预后非常好。因此，提倡适龄女性积极进行宫颈癌筛查。

◎ 为什么要定期做宫颈癌筛查?

宫颈癌是在 HPV 持续感染的作用下，经由宫颈低度鳞状上皮内瘤变、高度鳞状上皮内瘤变再发展为早期浸润癌，最后发展为浸润性宫颈癌。通过筛查可早期发现宫颈上皮内瘤变，治疗上皮内瘤变和早期癌。如果能在癌前期和早期阻断宫颈癌的发展，就能够大大提高疗效，减轻治疗的痛苦。

宫颈癌筛查就是筛查出无症状的宫颈癌前期病变，治疗癌前期病变。

◎ 宫颈癌筛查项目有哪些?

目前常见的宫颈癌筛查项目有:

①宫颈细胞学检查:细胞学检查包括传统的巴氏涂片和薄层液基细胞学检查（TCT）。薄层液基细胞学检查具有获得样本量多，可排除血液、黏液等杂质以及取样过程简便的优点，可以明显提高癌变细胞的检出率，目前应用广泛。

②病原学检查:病原学检查即取宫颈部位脱落细胞检查高危型 HPV。检查方法较多，不仅可以检测是否有病毒，病毒载量（即数量）的多少，还可以进行分型，鉴别是高危型还是低危型 HPV 感染。

有条件的患者提倡薄层液基细胞学检查和 HPV 联合检查。

③肉眼初筛：在医疗条件极不发达地区，还可以通过醋酸染色和碘染色的方法用肉眼初筛来发现宫颈癌前期病变。

④转诊阴道镜：在细胞学异常、HPV16/18 阳性或肉眼初筛发现阳性 CIN2 以上的病变，均应该转诊阴道镜以进一步明确诊断或进行病理组织学活检。

◎ 宫颈癌筛查间隔多长时间？

宫颈癌筛查的间隔时间根据筛查方法的敏感度不同而不一样。

- 薄层液基细胞学检查（TCT）阴性推荐每 2 年一次。

- 细胞学和 HPV 联合检测均为阴性，推荐检查间隔不超过 5 年。

- 肉眼检查因敏感度低，主张每年检查一次。

- 如有性交出血、阴道不规则流血、流液等症状则应随时就诊。

◎ 开始宫颈癌筛查的年龄？

大多数宫颈癌筛查规范或指南建议从 21 岁开始接受宫颈癌的筛查，同时建议 30 岁之前不把 HPV 检测作为宫颈癌筛查项目，因为性活跃期的女性易发生一过性 HPV 感染。

◎ 绝经后还需要进行宫颈癌筛查吗？

目前大多数宫颈癌筛查规范建议终止年龄为 65 岁，但前提是在 10 年内有 3 次以上满意的检查，即细胞学是正常的、高危型 HPV 为阴性。若既往检查有宫颈鳞状上皮内病变，则要求在病变自然逆转或合理治疗后持续筛查 20 年。

认识宫颈癌预防

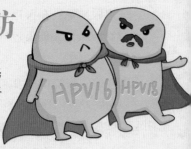

当前，宫颈癌已经成为一种可以预防的癌症，通过注射 HPV 疫苗，可以保护女性感染 HPV，降低她们发生宫颈癌的风险。

◎ 宫颈癌可以预防吗？

回答是肯定的，宫颈癌有很成熟有效的一、二级预防。绝大多数宫颈癌是由 HPV 感染引起的，目前已有二价、四价、九价预防性 HPV 疫苗上市，可以预防 70% ~ 90% 的 HPV 感染的宫颈癌。宫颈癌还有很成熟的二级预防措施与方案，如细胞学检查、宫颈 HPV-DNA 检查、阴道镜活检。预防宫颈癌还需重视性卫生教育，提倡晚婚少育，有性交出血或异常阴道流血症状须及时就医。通过定期筛查，可以实现早发现、早诊断、早治疗，从而减少乃至杜绝宫颈癌的发生。专家预测，在不远的将来，宫颈癌将是人类通过免疫接种和早诊早治全面预防和根除的第一个恶性肿瘤。

◎ 为什么注射 HPV 疫苗能预防宫颈癌？

HPV 疫苗，是预防 HPV 感染的疫苗，就像乙肝疫苗是预防乙肝的发生一样。HPV 与流感病毒、肺炎球菌一样，喜欢成群结队而来，作恶人间。HPV 家族包括了 200 多个成员（亚型），但并不是每一个家族成员都为非作歹，研究发现大约有 30 多种 HPV 亚型与宫颈感染和病变有关。根据其致病力的大小，HPV 又可分为高危型和低危型两种。低危型的 HPV

亚型包括 HPV6、11、40、42、43、44、54、61、70、72、81 和 108 等，主要引起生殖道肛周皮肤和阴道下部的外生性湿疣类病变、扁平湿疣类病变和低度子宫颈上皮内瘤样变，与宫颈癌联系相对没那么密切。

宫颈癌的发生主要由高危型的 HPV 亚型引起。综合全球的研究结果，HPV16 及 HPV18 两个亚型属于首恶之徒，70% 以上的宫颈癌是由于感染 HPV16 或 HPV18 这两个亚型导致的。除了 HPV16 和 HPV18 作为首恶之外，HPV31、33、35、39、45、51、52、56、58、59、68、73、82 等亚型也与宫颈癌的发病关系密切，同属高危型 HPV。

疫苗接种之后，可以刺激人体的免疫系统产生特异的保护性抗体。这种抗体就像人体卫兵一样，平时在人的体液中巡逻，一旦 HPV 出现，抗体就立即发挥作用，调动人体的免疫细胞把病毒消灭掉，阻止 HPV 感染和致病，从而达到预防宫颈癌的目的，这也是 HPV 疫苗经常被叫做"宫颈癌疫苗"的原因。

【医生提醒】

 ＊女性在感染 HPV 之前（最好是性生活开始之前）注射疫苗的保护力最强，HPV 疫苗不仅可以预防疾病的发展，而且还可以阻止病毒在妇女生殖道的繁殖从而阻止将病毒传染给新的性伴侣。

 ＊注射 HPV 疫苗，可以预防由 HPV 感染引起的宫颈癌，但不能完全杜绝宫颈癌发生。因此，即使接种了 HPV 疫苗，妇女同胞们也应该按照正规的宫颈癌筛查策略，定期接受宫颈癌筛查。

◎ HPV 疫苗的接种对象是哪些?

全球上市的有二价、四价和九价疫苗,疫苗的"价"代表了疫苗可预防的病毒型别。经过科学研究和临床实践,青春期未婚女性是疫苗接种的首选人群。但考虑到 HPV 可以反复感染,因此即使有过性生活,照样可以接种疫苗预防 HPV 的再感染。

二价疫苗,推荐为 9 ~ 25 岁的女性接种,建议在第 0、1、6 个月给药。

四价疫苗,是在 HPV16 和 HPV18 二价疫苗的基础上,增加了 HPV6 和 HPV11 这两种 HPV 低危型亚型,可以预防低危型 HPV 引起的生殖道肛周皮肤和阴道下部的外生性湿疣类病变、扁平湿疣类病变和低度宫颈上皮内瘤样变。也就是说,四价宫颈癌疫苗可以预防更多的 HPV 感染,不但能减少宫颈癌的风险,还可以预防尖锐湿疣和外阴癌等,预防作用更加广泛。推荐接种年龄为 20 ~ 45 岁,建议于第 0、2、6 个月给药。

九价疫苗,更是在四价疫苗的基础上又增加了属于高危型的 HPV31、33、45、52 和 58 五种亚型,

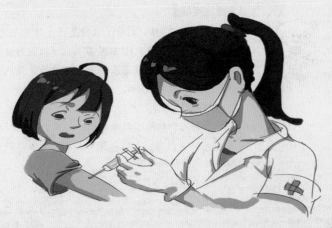

是迄今为止功能最强大的预防 HPV 感染的疫苗，可以预防约 90% 的宫颈癌。HPV 疫苗推荐 9 岁以上女性接种，建议于第 0、1、6 个月给药。

◎ HPV 疫苗可以治疗宫颈癌吗？

目前上市的 HPV 疫苗是预防性疫苗，并不能起治疗作用，也就是说注射疫苗可以预防 HPV 的感染，但不能治疗和清除 HPV 病毒。对于由 HPV 感染而发生的宫颈病变，如已经诊断的宫颈癌及癌前病变或生殖器疣等须尽早到正规医院进行治疗。所以建议尽早接种 HPV 疫苗，预防 HPV 病毒感染引起的疾病。

◎ 接种 HPV 疫苗有哪些副反应？

绝大部分不良反应轻微，可迅速缓解，极少有严重不良反应。研究表明，部分患者可出现注射部位红肿、疼痛（约 90%）、头痛和乏力（约 50%）、眩晕、发热、恶心等。同注射其他疫苗相似，建议接种后需观察半小时方可离开。

◎ 感染了 HPV 就一定会得癌症吗？

HPV 是一种病毒，就像流感病毒一样，在性生活活跃的女性中非常常见，但是 80% 以上的 HPV 感染会在 6 个月内被自行清除，只有少数高危型 HPV 持续感染才可能会致癌。平时体检或筛查发现 HPV 感染大可不必太过紧张，只要遵照医生的意见，根据感染 HPV 的型别，结合细胞学诊断，定期复查就会避免严重后果的发生。

宫颈病变的早期诊断

医生会根据你的不同临床表现、危险因素、年龄等诸多方面的情况，综合考虑，为你安排适合的宫颈病变检查，早期发现疾病，早期正规治疗，预防宫颈癌。

◎ 什么是阴道分泌物检查?

阴道分泌物检查通常是指白带常规检验、寄生虫检查、微生物检查等，主要是白带常规和生化检查。正常白带呈白色稀糊状或蛋清状高度黏稠，且无腥臭味，对女性健康无不良影响。白带是女性激素刺激下生殖道的分泌物，起保护黏膜和润滑作用。宫颈管口形成的黏液栓可抵御外来病原体的入侵，保护子宫内膜。阴道黏液中的乳酸杆菌是维持阴道正常菌群的得力干将，局部和全身过度使用抗生素可以误杀阴道正常菌群，导致细菌性或真菌性阴道炎。

白带是观察女性生殖器官的一个信号窗口。随着内分泌和月经周期的变化，白带的性状会有所改变。白带的多少，既有正常的情况也有异常的可能。

【医生提醒】

如果自我感觉白带异常，建议先到医院做相关检查，辨明真相再做相应的处理，切不可随意用药。

◎ 什么是薄层液基细胞学检查和巴氏涂片?

薄层液基细胞学检查（TCT）是新柏氏液基细胞学检测的简称，是国际上使用最广泛的一种宫颈病变筛查技术。它是由传统巴氏涂片改进后的先进的宫颈脱落细胞采集、制片和阅片方法。与传统的巴氏涂片检查相比，TCT 明显提高了宫颈异常细胞检出率，减少漏诊。TCT 宫颈防癌细胞学检查对宫颈癌细胞的检出率为 100%，同时还能发现部分癌前病变，微生物感染如真菌、滴虫、病毒、衣原体等。

【医生提醒】

传统的宫颈细胞学检查称为"巴氏涂片"，是用木制或竹制的刮板在宫颈外口处旋转一周取材，然后病理学家在显微镜下观察有无异常细胞。这种方法取材的细胞质量差，容易干扰诊断结果。

1998 年 Thin Prep 技术（TCT）正式被引入中国。该方法是用专用的宫颈刷采集标本后，专业制片系统去除血液等杂质后，将上皮细胞制成单层平铺薄片，显微镜下再由细胞病理专家阅片，提高了癌变细胞的检出率。

◎ 做宫颈细胞涂片检查前，需要注意什么？

● 检查前 24 小时内避免性生活。

● 计划检查前 24~48 小时内不要冲洗阴道或使用置入阴道的栓剂，也不要进行阴道内诊检查。

● 有阴道炎症时先进行治疗，以免涂片中充满大量白细胞和炎性细胞而影响诊断。

● 检查应避开月经期。

◎ 什么是阴道镜检查？

阴道镜检查是利用低倍显微镜，将宫颈或生殖器表皮组织放大 10~40 倍直接观察的一种技术。通过阴道镜检查，医生可以清楚的检查宫颈、生殖器，观察宫颈上皮及血管的变化，发现肉眼看不到的微小病变，判断是否存在病变及病变严重程度。必要时，可经阴道镜在可疑部位进行定位活检，从而获得更精确的诊断。临床上，阴道镜分为光学阴道镜和电子阴道镜两种，在两种方式的检查过程中，患者均无痛苦。阴道镜检查是宫颈上皮内病变和宫颈癌早期诊断的重要检查手段。

◎ 阴道镜检查适合哪些人群？

● 宫颈刮片细胞学检查巴氏 3 级或者以上者，或薄层液基细胞学为不典型鳞状上皮细胞阳性及其以上和（或）高危型 HPV-DNA 阳性者。

● 肉眼观察可疑癌变，可疑病灶行定位活检。

● 可疑下生殖器及生殖道尖锐湿疣。

● 可疑阴道腺病、阴道恶性肿瘤。

● 宫颈、阴道及外阴病变治疗后复查和评估。

● 有接触性出血而肉眼观察宫颈无明显病变。

阴道镜检查患者没有太多的痛苦，就如同做了一个普通的妇科检查。阴道镜检查是诊断宫颈病变的重要手段，通过医务人员的仔细观察，是发现宫颈癌前病变的重要手段。

◎ 什么是宫颈活检？

宫颈活检就是从宫颈上取一小块或几块组织做病理检查以确定组织诊断结果，常用于宫颈可疑癌变、宫颈刮片有可疑的细胞或怀疑有特异性炎症。宫颈活检通常是在阴道镜辅助下进行，医生通过对宫颈病变的判断，在病变最严重的部位进行组织切取，一般检查在 10 分钟左右即可完成。宫颈活检可以明确诊断，是确诊宫颈癌最可靠的依据。

◎ 宫颈活检的注意事项有哪些?

● 检查应避开月经期,最好在月经干净后的 3~7 天进行。

● 检查前 24 小时避免阴道冲洗和性生活,前 48 小时避免阴道用药。

● 术前应检查白带常规,确诊没有阴道炎方可进行活检。

● 取活检的部位可能会出血,因此做完检查后 1~2 周内不要性交、阴道灌洗或坐浴。阴道出血多时,应到医院检查治疗。

【医生提醒】

无论是宫颈癌前病变,还是宫颈癌,都必须通过本项检查以确定肿瘤的病理类型和细胞的分化程度。

◎ 宫颈良性肿瘤有什么临床表现?

宫颈良性肿瘤多发生于生育年龄妇女,主要症状有白带增多、颜色发黄,部分患者月经量增多、出现血凝块,也可出现接触性阴道出血或不规则阴道出血。平滑肌瘤较大时可压迫膀胱或直肠,出现尿频、不能憋尿或小便困难、盆腔痛、排便时肛门沉重下坠感或大便变细、排便困难。腺肌瘤可有痛经症状。

【医生提醒】

肿瘤的良恶性并非仅仅用症状就能判定,所以当出现以上症状时千万不要自己对号入座,这仅是一个信号,最重要的是要引起警惕,及时到正规医院就诊。

宫颈癌的早期诊断

育龄妇女定期体检，特别是有关宫颈方面的检查，有助于早期发现宫颈癌，早期诊断和早期治疗，极大的改善预后。

◎ 宫颈癌有什么临床表现？

早期宫颈癌常常无明显症状，宫颈光滑或难与宫颈柱状上皮异位区别，如颈管型患者可因宫颈外观正常而漏诊。随病变发展，可出现以下表现：

● 阴道流血

早期多为性交出血，中晚期为不规则阴道流血。老年患者常为绝经后不规则阴道流血。出血量根据病灶大小、侵及间质内血管情况而不同，如侵袭大血管可引起大出血。

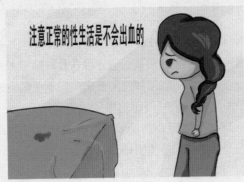

注意正常的性生活是不会出血的

● 阴道排液

可为白色或血性，可稀薄如水样或米泔状，或有腥臭。常误以为白带增多，未引起重视。晚期宫颈癌患者因癌组织坏死伴感染，可有大量米汤样或脓性恶臭白带。

● **晚期症状**

晚期患者可能由于肿瘤侵犯出现尿频、尿急、血尿、血便、腹痛、腰痛、下肢肿痛等；肿瘤压迫或累及输尿管时，可引起输尿管梗阻、肾盂积水及尿毒症；晚期可有贫血、恶病质等全身衰竭症状。

【医生提醒】

即使出现上述症状，也不代表您一定患上宫颈癌，症状可能是由其他原因造成的，但应该引起您的重视并立即到医院检查。因为宫颈癌如果能够被及时发现，就意味着有更大的机会得到治愈。切不可把阴道不规则流血当做是月经紊乱而延误早期诊断和治疗时期，把早期肿瘤拖成了晚期肿瘤，实在可惜！

◎ 宫颈癌的诊断方法包括哪些？

宫颈癌诊断需要专科医生结合病史、症状，根据细胞学和宫颈组织活检，HPV感染情况等判断，必要时还应该行宫颈锥形切除确诊。宫颈癌分期十分重要，目前国际推行的是临床分期。分期须由两名以上有经验的妇科肿瘤医师通过妇科检查观察宫颈形态，通过用手触诊，了解宫颈病灶的大小及宫旁的情况并结合影像学检查结果来确定。

◎ 宫颈癌患者需要做MRI和CT检查吗？

除早期浸润癌之外，其余宫颈癌患者均需要做MRI和CT检查。同时结合妇科检查可以了解宫颈形态、病变大小、宫旁的情况、子宫位置、大小及附件有无肿块，帮助分期和选择治疗。通过MRI或CT能更加明确的了解病变大小和周围脏器的侵犯情况，了解盆腹腔淋巴结情况以及是否有肺、脑等远处脏器转移。有些宫颈癌为内生性，从宫颈表面看是好的，宫颈管里面却悄悄长着肿瘤，这种主要通过影像学检查才能评估。同时，影像学检查结果也是制定治疗方案的重要依据，是随访和评价疗效的重要指标。

◎ 宫颈癌患者需要抽血检查吗？

当然需要！抽血化验除了可以了解肿瘤标志物的情况，还可以评价宫颈癌的情况，作为治疗期间评价疗效和治疗结束随访的重要指标。另外宫颈癌在治疗之前，无论是选择手术、放疗还是化疗都需要了解患者的整体情况，通过血常规，肝、肾功能、凝血功能等检查，判断是否有治疗禁忌证。且治疗期间应监测相关指标，观察有无骨髓抑制，肝、肾功能损害等，了解有无放化疗副反应及严重程度。

◎ 宫颈癌常用的肿瘤标志物有哪些？

肿瘤标志物是指特异性的存在于恶性肿瘤细胞中，或由恶性肿瘤细胞异常分泌的特异性物质，或是指宿主对肿瘤的刺激反应而产生的物质，能反映肿瘤的发生发展，监测肿瘤对治疗反应的一类物质。肿瘤标志物存在于肿瘤患者的组织、体液和排泄物中，通过抽血、留取其他标本，用免疫学、生物学及化学的方法检测。宫颈癌患者常用的肿瘤标志物：

● 鳞状细胞癌抗原（SCC）

● 细胞角蛋白 19 片段（CYFRA21-1）

● 癌抗原 125（CA125）

● 癌胚抗原（CEA）

【医生提醒】

正常人组织中也可以测出一定量的肿瘤标志物，肿瘤标志物并不是诊断肿瘤的唯一依据。也就是说，肿瘤标志物升高也不一定就是身体里长了肿瘤，肿瘤标志物正常也不能完全排除身体里没有肿瘤。感染、吸烟、肝肾功能异常者，都可能会引起肿瘤标志物异常升高。所以，检查结果需要找正规医院的医生解读，做出专业的判断和处理。

◎ 什么是宫颈锥形切除？

宫颈锥形切除术是宫颈手术的一种，由于切除的组织似锥体，所以称为宫颈锥形切除，主要目的是切取组织送病理检查以明确病变范围和进行病理诊断，确诊宫颈的病变；另一目的是切除病变。常用的方法有电环锥切和冷刀锥切两种。

切除后宫颈会再生，一般不会造成太大影响。但对于有生育要求的妇女，可能会出现宫颈管粘连和宫颈机能不全，导致流产、早产或难产，所以宫颈锥形切除术需由专业医师进行。

◎ 宫颈锥形切除有什么注意事项？

宫颈锥形切除术是宫颈局部的手术，最大的风险就是出血和继发感染，所以最好选在月经干净后3~7天进行。

术前检查准备有：

①常规化验血常规，肝肾功能，凝血像；
②梅毒、HIV、乙肝两对半和丙肝等传染病检查；
③心电图检查；
④检查白带常规：如滴虫、霉菌和脓细胞，排除阴道炎或进行治疗后方可施行手术。

术后注意外阴清洁以免发生术后感染。术后2～3个月内避免性生活，以免出血和伤口感染。术后如有阴道出血超过月经量需立即去当地医院止血，大量阴道流血可能会有生命危险，宫颈锥切术后还应遵照医生医嘱定期检查。

◎ 宫颈活检结果提示阴性或提示上皮内瘤变就一定不是宫颈癌吗？

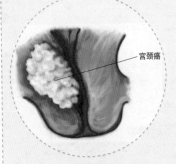

宫颈癌

不一定！因为有些内生型的宫颈癌病变主要位于宫颈管中，不易被发现。如阴道流血、流液症状反复且不能缓解，还须结合肿瘤标志物及 CT 或 MRI 等影像学检查结果，了解病变位置后，可行颈管搔刮或宫颈锥形切除术明确诊断，也需要医生结合病史综合判断。

◎ 宫颈癌如何分期？

妇科临床医生是根据病史、症状、妇科检查和阴道镜检查结果，结合影像学和病理诊断综合进行全面分期，通过宫颈组织活检，确诊宫颈癌病理类型。宫颈癌临床分期是很专业的，临床分期是指导下一步治疗的重要依据，必须得由两个以上有相关经验的专科医生进行分期。ⅠA 期以内的分期需通过宫颈锥形切除术后病理检查明确，ⅠB～ⅢB 期通过妇科检查确定，Ⅳ 期需结合膀胱镜、肠镜及相关部位影像检查结果确定。一般讲，Ⅰ 期指病变局限于宫颈；Ⅱ 期超出宫颈、有阴道侵犯；Ⅲ 期有宫旁侵犯；Ⅳ 期有远处转移或邻近脏器侵犯。

国际妇科联盟和肿瘤相关委员会对宫颈癌的分期会有一定的修订，但变化均不大，具体分期如下：

国际妇产科联盟分期	肿瘤范围
Ⅰ期	病变局限于宫颈（图1）
ⅠA1期	病变宽度不大于 7mm，深度不大于 3mm
ⅠA2期	病变宽度不大于 7mm，深度不大于 5mm，大于 3mm
ⅠB1期	宫颈病灶不大于 4cm
ⅠB2期	宫颈病灶大于 4cm
Ⅱ期	肿瘤超越宫颈，但未达骨盆壁或未达阴道下 1/3
ⅡA期	无宫旁浸润
ⅡA1期	宫颈病灶不大于 4cm
ⅡA2期	宫颈病灶大于 4cm
ⅡB期	病变侵犯宫旁（图2）
Ⅲ期	肿瘤扩展到骨盆壁和（或）累及阴道下 1/3 和（或）引起肾盂积水或肾无功能
ⅢA期	病灶累及阴道下 1/3
ⅢB期	病变扩展至盆壁和（或）肾积水（图3）
Ⅳ期	肿瘤超出了真骨盆范围，或侵犯膀胱壁和（或）直肠黏膜
ⅣA期	肿瘤侵犯邻近的盆腔器官（图4）
ⅣB期	远处转移

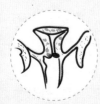

图1

图2

图3

图4

宫颈病变的规范治疗

通常说的宫颈病变并不是癌症，也不是所有的宫颈病变都会转变为癌症，关键是要得到规范治疗，建议到有资质的医院就诊。

◎ 如何规范治疗宫颈低级别鳞状上皮内病变？

宫颈低级别鳞状上皮内病变（LSIL）属于初期癌前病变，不是癌，65%的患者能够逆转正常，20%维持稳定，15%最终进展为癌。因此，LSIL建议随诊观察，6个月和12个月复查宫颈细胞学，或12个月进行HPV检测。随访过程中病变发展或持续存在，则应听取妇科医生建议。

◎ 青春期或妊娠期女性如何治疗宫颈低级别鳞状上皮内病变？

对青春期女性而言，推荐每12个月随访一次宫颈细胞学。在随访中若细胞学结果有进展需考虑进行阴道镜检查。在24个月的随访中，细胞学结果异常也应考虑阴道镜检查。不推荐以单纯HPV-DNA检测方法随访青春期女性LSIL（CIN Ⅰ）。

对妊娠期女性而言，低级别鳞状上皮内病变（CIN Ⅰ）推荐只随访不治疗。

◎ 如何治疗宫颈高级别鳞状上皮内瘤病变？

大部分高级别鳞状上皮内瘤变（HSIL）进行宫颈锥形切除手术，但需要个别对待。对于年轻女性，未婚或未育的女性，要求保留生育功能，要注意保留宫颈机能。此外病理报告可以区别HSIL(CIN Ⅱ)/HSIL(CIN Ⅲ)，应参照病理报告中免疫组化的表达（Ki67/P16/P53）来认定病变的转归，以便于临床进行个体化的治疗。

- HSIL（CIN Ⅱ）的治疗

容易进展为宫颈浸润癌，推荐进行积极治疗，一般采用冷刀锥切术或 LEEP 锥切术切除病灶。一定要根据病理诊断决定扩大手术或随访。

- HSIL（CIN-Ⅲ）的治疗

宫颈锥切术为 HSIL 的首要推荐，包括冷刀锥切术和 LEEP 锥切术，根据锥切术后病理诊断决定是否扩大手术，术后须密切随访。对于基底及切缘干净，有生育愿望的患者可保留子宫，否则可选全子宫切除术。如锥切结果已证实为宫颈癌患者，则应按照浸润癌规范治疗，但不建议采用直接切除全子宫的方式进行初始治疗。

◎ 青春期或妊娠期女性如何治疗宫颈高度鳞状上皮内病变？

- **青春期女性宫颈高度鳞状上皮内瘤病变处理**

组织学 HSIL（CIN-Ⅱ、CIN-Ⅲ），直接行宫颈锥切术治疗或者以 6 个月为间隔，联合细胞学和阴道镜检查结果进行随访至 24 个月。

组织学（CIN-Ⅱ）时，推荐随访或手术；组织学 HSIL（CIN-Ⅲ），推荐手术治疗。

- **妊娠期宫颈高度鳞状上皮内瘤病变处理**

除浸润性病变或妊娠晚期外，采用间隔时间不超过 12 周的细胞学和阴道镜检查。妊娠期孕妇如果细胞学检查结果异常，排除生理性变化以外，均需要进行阴道镜检查，必要时进行活组织检查。妊娠各期进行宫颈活检都是安全可靠的，但宫颈管搔刮可能使流产几率增加。

妊娠期宫颈 LEEP 锥切术，仅适用于宫颈细胞学结果高度异常而阴道镜检查不满意者，或阴道镜活检不能排除宫颈浸润癌，须行宫颈锥切明确其病变范围及其浸润深度者。妊娠期宫颈锥切术有导致流产、宫颈机能不全、早产等风险，因此若能期待到产后，尽量不做此操作。

宫颈癌的规范治疗

即使罹患宫颈癌，也并不意味着死亡。你首先要做的是到有资质的医院进行治疗，不要拖延，认真听取医生建议，不要听信谣言、传闻和小广告。

◎ 宫颈癌都可以手术治疗吗？

确诊为宫颈癌，应由专科医生根据患者的年龄、身体状况、分期、病理类型，与患者或授权的亲属共同决定治疗方案。综合治疗在宫颈癌的治疗中体现得最为重要，即依据诊疗指南，结合患者具体情况，有计划地选择应用手术、放疗、化疗、靶向治疗等多种治疗手段，选择手术或放疗为主的治疗。

并不是所有的宫颈癌患者都适合手术治疗。最适合手术治疗的只有较早期的宫颈癌患者，即临床分期在Ⅱa2期以下的患者。其他可以手术的情形为：

● 部分放疗、化疗后仍有残留病灶的患者可行子宫切除术，去除病灶。

● 部分晚期宫颈癌，在放疗前进行盆腔淋巴结切除，以明确放射治疗野和切除转移淋巴结病灶。

● 部分放疗不敏感的病理类型。晚期宫颈癌已经超出手术切除范围，并不能通过手术取得更好的治疗效果。手术前需对患者进行全面检查评估，判断患者是否能接受或耐受手术。

◎ 为什么宫颈癌都以放射治疗为主？

几乎所有分期患者都可选用放疗，是因为宫颈鳞癌是对放疗最敏感的肿瘤之一，放疗可以根治宫颈癌。早期宫颈癌患者可以选择手术治疗，同时也可以选择放疗，特别是一些有内科并发症，经评估手术风险大的早期患者更适合放疗。肿瘤分期为Ⅱb期以上的宫颈癌患者，是放疗的主要适宜人群。放疗还用于术后有高危因素或有多个中危因素的患者，甚至最晚期ⅣB期的患者都可以选择姑息性放疗。

◎ 宫颈癌放疗期间有什么注意事项?

- 注意保持照射野皮肤清洁，不损害皮肤；
- 放射前尽量排空大便，并保持适当的尿量；
- 放疗期间可能会发生放射性肠炎，忌辛辣油腻刺激食物；
- 治疗时穿便于穿脱的衣服；
- 保持外阴清洁干燥，避免摩擦和刺激性洗液；
- 进行阴道冲洗；
- 定期检查血液指标；
- 加强营养，多饮水，保持大小便通畅；
- 保持良好的医患沟通，不随意停放疗。

◎ 为何宫颈癌放疗患者要做阴道冲洗?

- 阴道冲洗可以及时清除肿瘤坏死物，提高放射线对肿瘤组织的敏感性，提高放疗疗效；
- 放疗可导致阴道狭窄粘连，引流不畅，从而引起宫腔积液或积脓，阴道灌洗可以通过清洁阴道、扩张宫颈管、清除纤维化组织达到防止粘连的目的；
- 及时预防与控制感染；
- 放疗结束后仍然应坚持一段时间的阴道冲洗以预防粘连。

◎ 什么是腔内后装治疗?

腔内后装治疗是通过施源器,将放射源置于宫腔或阴道内对着肿瘤发出高能射线,以达到杀死肿瘤的目的,同时保护正常组织,俗称之为"内放疗"。腔内后装治疗能够使肿瘤局部剂量达到最大,与体外放疗联合,达到肿瘤根治性放疗效果。

通常后装治疗与体外照射同时进行,后装治疗当天不做体外照射。

◎ 宫颈癌都需要腔内放疗吗?

选择根治性放疗作为主要治疗方式的患者均需要行腔内放疗。目前,后腔内放疗无法被其他放疗技术取代。对于宫颈癌术后病检提示阴道切缘阳性的患者也需要辅助腔内放疗,减少阴道残端复发;还可用于宫颈病灶较大的患者,在治疗前行腔内放疗可以迅速缩小病灶;如宫颈癌患者出血量较大,也可行腔内放疗辅助止血。

◎ 宫颈癌需要化疗吗?

宫颈癌化疗在宫颈癌的治疗中处于从属地位,一般与放疗或手术相结合,提高宫颈癌治疗疗效。目前宫颈癌化疗主要有以下三种情况:

● 同步放化疗:在放疗同时辅以化疗增加放疗效果,可以增强射线对肿瘤的杀伤力。

● 新辅助化疗:部分宫颈癌手术或放疗前先进行2~3个疗程的化疗,缩小肿瘤,再行手术或者放疗,便于手术彻底切除和减少微小转移等,但有导致治疗时间延长和降低疗效的风险,要在充分评估后进行。

● 单纯化疗:仅在晚期、复发的姑息性治疗时使用。

◎ 为什么化疗时要行深静脉穿刺置管?

宫颈癌患者常使用深静脉导管的目的在于当患者需要长时间输液、输注刺激性强的药物或化疗药物时,主张选择深静脉置管,这样可以保护患者的血管,避免渗漏造成组织损伤甚至坏死。

◎ 宫颈癌化疗期间应该注意什么?

宫颈癌化疗期间需注意定期检查血常规、肝肾功能等。化疗期间最常出现骨髓抑制及肝肾功能损害,治疗间期需定期复查,如有异常及时处理,保证治疗的按时进行,并避免发生严重并发症。

● 白细胞减低需避免感染,保持清洁卫生,避免到人群聚集处并监测体温,必要时需使用广谱抗生素预防感染。血小板减低需注意避免出血,保持情绪平和愉快,保持大便通畅,避免情绪激动,避免用力及碰撞发生内出血。

● 化疗期间合理饮食:化疗期间及化疗后可能会并发伪膜性肠炎,严重时甚至可能危及生命,所以如果在化疗期间或化疗后1月内发生腹泻需及时就诊,积极治疗。

● 化疗期间常需使用止吐药物,抑制肠蠕动,所以化疗后的患者还经常会发生便秘。患者应多饮水,注意调整饮食,可进食酸奶调整肠道菌群,可适量进食香蕉、火龙果、红薯等通便食品,注意补充维生素,必要时服用导泻药物,保持大便为软便。可辅助中医中药调理,避免便秘而诱发肠炎、肠道出血。

◎ 妊娠期间检查发现宫颈癌怎么办?

在怀孕期间发现宫颈癌是比较少见的,如果孕前做好宫颈癌的筛查,完全可以避免。孕期阴道流血不能忽略对宫颈的检查,如果在怀孕期间发现宫颈癌，则需根据孕周的大小及宫颈癌的分期决定治疗方案。如果是在怀孕中晚期发现早期宫颈癌，可以密切观察为主，生育之后再进行治疗；如果是怀孕早期发现晚期宫颈癌，应该尽早积极治疗宫颈癌；如果是怀孕晚期发现晚期宫颈癌，可以在条件允许的情况下提前分娩。

◎ 宫颈癌患者能否保留生育功能？

保留生育功能就需保留子宫体、卵巢和输卵管。患者要有生育要求，其次还要满足一定的条件，要求为早期宫颈癌并为恶性程度相对不高的病理类型，如宫颈鳞癌、腺癌才可以考虑保留生育功能。一些特殊的类型，如宫颈黏液腺癌、小细胞神经内分泌肿瘤等，属于罕见病理类型，复发、转移非常快，所以要以在保证生存的前提下治疗，一般不建议保留生育功能。虽然满足保留生育功能前提条件不容易，但只要幸运被选中，即使手术保留子宫和附件，也不会增加复发和转移风险。但所有恶性肿瘤治疗后均可能复发或转移，患者需要充分理解并配合复发后的规范治疗。

◎ 宫颈癌患者能否保留卵巢功能？

宫颈癌有年轻化趋势，发病年龄逐年降低，但宫颈癌发生卵巢转移的患者比例极低。如果病理类型为宫颈鳞癌，40岁以下患者可考虑保留卵巢功能，术中保留卵巢，要行卵巢悬吊、卵巢标记手术。放疗化疗可能损伤卵巢功能，通过放射野的设计及药物来保护卵巢功能。病理类型为腺癌则一般不建议保留卵巢功能。

宫颈癌的康复管理

宫颈癌在经过规范治疗以后，你还需要积极的进行康复训练。这些康复训练不仅让你的身体逐步恢复，还能让你生活的更好！

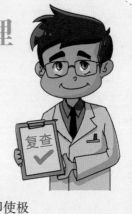

◎ 宫颈癌治疗后会复发吗？

恶性肿瘤的特点是可能复发、转移，即使极早期的恶性肿瘤仍有复发可能。所以，治疗结束需定期规律随访，一旦复发需要积极治疗。

◎ 宫颈癌治疗结束后多久复查一次？

按照指南，宫颈癌治疗后半年内每两个月随访一次，2 年内每 3 个月随访 1 次，第 3 ~ 5 年，每 6 个月随访 1 次，5 年后每年随访 1 次。医生可能会根据患者具体情况缩短随访间隔时间。

◎ 宫颈癌治疗结束后复查项目有哪些？

遵从医生安排按时复查与随访，患者会接到治疗医院的随访电话。医务人员会详细询问病史，可以在当地医院或治疗医院做妇科检查，定期做宫颈或阴道残端细胞学检查、HPV 检测、肿瘤标志物及影像学检查等，如血液肿瘤标志物、盆腹腔彩超或者 CT/MRI 检查等。如出现阴道排液，体重减轻，颈部包块，盆腔、背部或腿部出现疼痛时，决定是否进行 CT、骨扫描、PET/CT 等检查。然后，进行全面的临床评估，评定疗效，及早发现复发转移，进行合理治疗。

【医生提醒】

一定要按时随诊，恶性肿瘤的特点是可能复发/转移，在完成阶段性治疗后，随访也是治愈疾病的重要部分，非常重要！

每次复查时务必带齐既往住院或门诊复查资料，最好空腹，准备行相关血液检查及盆腔、腹部彩超、CT、MRI 等检查。

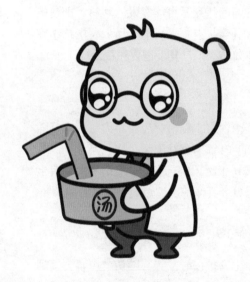

2

卵巢癌

卵巢癌自述

卵巢癌发病率位列女性恶性肿瘤第三位，仅次于宫颈癌和子宫内膜癌，但其病死率高居妇科恶性肿瘤之首，大约70%卵巢癌确诊时已为晚期。卵巢癌发病原因复杂，预防措施不如宫颈癌有效，难以用单纯方法予以预防，下列情况可以考虑作为卵巢癌的预防措施：

☞ 切除大于5~6cm的卵巢肿块；月经初潮前、绝经后妇女卵巢肿物经2~3个月的观察，未见缩小者应手术切除；盆腔肿块尤其怀疑盆腔结核或子宫内膜异位性肿块经治疗仍然有肿块存在应手术探查。

☞ 保持良好心态，适度运动。

☞ 减少高脂肪、高蛋白、高热量三高饮食，控制体重，多吃富含膳食纤维的食物。

☞ 定期进行妇科检查及盆腔超声检查，结合肿瘤标志物检查，发现异常，应及时处理，争取早期发现、早期诊断。

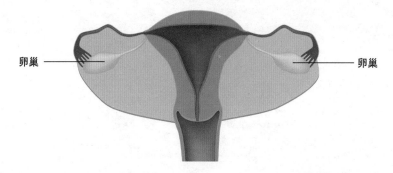

卵巢 —————   ————— 卵巢

33

认识卵巢

卵巢是女性的生殖腺，它分泌女性激素，维持女性的性特征、生理功能（月经）和生育功能。

◎ 什么是卵巢?

卵巢是女性的生殖腺。"巢"即某事物的"窝"，顾名思义，卵巢是卵子生长和储藏的地方。正常女性有两个卵巢，左右各一个，位于子宫底的后外侧，像子宫体的2个翅膀，与盆腔侧壁相接。医学上，卵巢和输卵管一起统称为附件，附件位于下腹部双侧盆腔深处，与膀胱和直肠是"邻居"。青春期前卵巢表面光滑，但随着卵泡发育并开始排卵，卵巢表面逐渐凹凸不平呈"桑葚状"。通常，正常卵巢比橄榄稍大，更形象地说相当于成人拇指指头大小。45岁后，卵巢开始逐渐缩小，到绝经期以后，卵巢可逐渐缩小到原体积的一半。

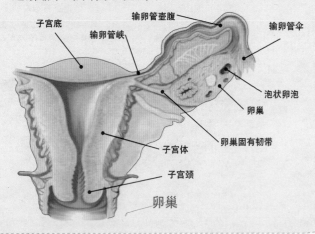

子宫底　输卵管峡　输卵管壶腹　输卵管伞　泡状卵泡　卵巢　卵巢固有韧带　子宫体　子宫颈　卵巢

◎ 卵巢有什么作用？

卵巢可以看作主宰女性兴衰枯荣的重要器官，有着相当高的地位。自青春期月经来潮"开始工作"，到绝经期"光荣退休"，历时约 30 年。对女性来说是一个功不可没的器官。

卵巢的主要功能是产生卵子和分泌女性激素（即女性生殖与内分泌功能）。首先，卵巢提供卵子。卵子与精子结合形成受精卵细胞，孕育新的生命，所以卵巢是人类繁衍的重要器官。卵巢的另一个功能就是产生和释放女性激素，主要有雌激素、孕激素、雄激素，维持女性的特征，维持月经、妊娠。因此，当它"退休"后，以上两种功能都会消失，即出现绝经、不能怀孕等现象。

【医生提醒】

* 常常会有人问，如果因某些疾病切除了卵巢或者女性自然绝经后，没有卵巢功能是否就成男人了？

* 其实不然，卵巢虽然掌管着女性的生殖和内分泌功能，但是有一点不会变，即使没有卵巢，女人还是女人，不会变成男人。

● 雌激素的生理功能

雌激素是女性"荷尔蒙"的象征，其作用是可促进女性生殖器官的发育和成熟，并维持在正常状态。围绝经期，雌激素水平逐渐下降，引起女性更年期症状；绝经后，雌激素处于较低水平，女性逐渐衰老。

【医生提醒】

卵巢周期性分泌雌激素和孕激素，同时表现为月经来潮。在青春期和更年期这种规律和周期有可能不正常，某些情况下需要妇产科医生予以调理。

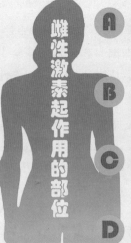

雌性激素起作用的部位

A 生殖系统
怀孕，月经，乳房发育

B 皮肤毛发
令头发生长茂密亮泽，
皮肤光滑水润

C 骨骼
强壮骨骼

D 体重
调节脂肪分布和
水分储存

E 心血管
预防血压升高和
心脏血管疾病

F 精神情绪
对于精神情绪的调节作用

【医生提醒】

雌激素作为卵巢分泌的主要激素之一，在女性一生中起着重要作用。对于围绝经期女性，如果出现明显的更年期症状，如潮热、盗汗、心慌、失眠、情绪焦虑等，可在专业医生指导下个体化补充雌激素替代治疗（HRT）。已有证据表明，除非有明确的雌激素使用禁忌证，一般情况下激素替代治疗是安全的。

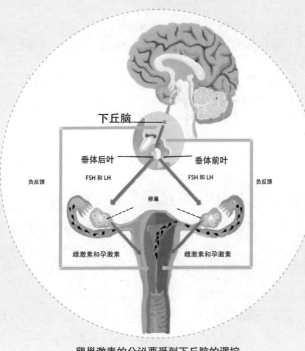

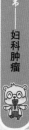

图中标注：
下丘脑
垂体后叶　　　垂体前叶
FSH 和 LH　　　FSH 和 LH
负反馈　　　　　　　　　负反馈
卵巢
雌激素和孕激素　　　雌激素和孕激素

卵巢激素的分泌要受到下丘脑的调控

● 孕激素的生理功能

孕激素主要由卵巢黄体产生，是卵巢分泌的又一重要激素。孕激素通常要在雌激素作用的基础上，才能发挥其作用。孕激素的主要作用包括：

①为受精卵在子宫内种植和保证妊娠作准备，防止子宫收缩，保持胚胎生长的环境，有安胎作用。这也是为什么孕早期阴道流血，给予黄体酮保胎的缘故；

②促进乳腺腺泡发育，在妊娠后为泌乳作好准备；

③女性基础体温在排卵前先出现短暂降低，而在排卵后由于孕激素作用体温升高 0.5℃左右，并在黄体期一直维持在此水平上，临床上常将这一基础体温的双相变化，作为判定排卵的标志之一。妇女在绝经或卵巢摘除后，这种双相的体温变化消失，呈单相型。

认识卵巢良性肿瘤

卵巢的肿瘤有良性和恶性之分。良性肿瘤会不会恶变呢？良性肿瘤对人体有哪些影响呢？良性肿瘤一定要手术切除吗？我们一起来看看！

◎ 卵巢良性肿瘤有哪些？

卵巢有"功"也有"过"。卵巢的生殖及内分泌功能，这是它的"功"，它的"过"在于它可以长出肿瘤。肿瘤可以发生在一侧卵巢，也可以在双侧卵巢，可以很小，也可以很大。比较大的卵巢肿瘤可以占据整个盆腔，并凸向腹腔生长，使腹部向外隆起。旁人以为怀孕了，自己认为长胖了，其实是卵巢肿瘤在作怪。卵巢良性肿瘤包括非肿瘤性肿物以及肿瘤性病变。

◎ 卵巢的非肿瘤性肿物有哪些？

卵巢非肿瘤性肿物常见的有滤泡囊肿、黄体囊肿等。大多数生理性卵巢囊肿不用处理会自行消退，比如黄体囊肿出现在月经周期后半期，于月经干净后3~7天复查常可消退。随月经周期的大小变化可以认为是生理性的，通常不需要特殊治疗。

超声下的黄体囊肿出血

◎ 卵巢的肿瘤性病变有哪些？

卵巢常见的肿瘤性病变有：

● **浆液性囊腺瘤**

多发生于 20 ~ 40 岁妇女，占卵巢良性肿瘤的 25%。外观呈球形，大小不一，单房居多，表面光滑囊性，内充清亮囊液，有的囊壁有乳头状突起。

● **黏液性囊腺瘤**

多发生于 30 ~ 50 岁妇女，占卵巢良性肿瘤的 20%。多数为单侧，很少为双侧。球形或椭圆形，表面光滑，较大，多为囊性、多房，内为胶冻样黏液。这种类型的肿瘤就很讨厌，一旦发生破裂，瘤细胞可广泛种植在腹膜表面，形成胶冻样团块。这种胶冻样团块，好似"果冻"，称为假黏液瘤，医学上也称为良性肿瘤的恶性行为。

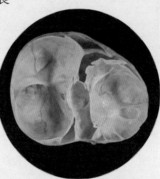

卵巢黏液性囊腺瘤

● **成熟性囊性畸胎瘤**（皮样囊肿）

多发生于 20 ~ 40 岁女性，占卵巢良性肿瘤的 10% ~ 20%。多为单侧，中等大小，圆形或卵圆形，表面光滑、质韧，囊腔内充满油脂、毛发、牙齿、骨质，常被人们称为"怪胎""鬼胎"。虽然肿瘤中有成熟组织的成分，但与怀孕截然不同。

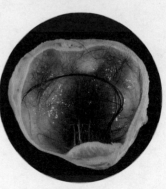

卵巢畸胎瘤

● 卵泡膜细胞瘤

多为单侧，外观呈圆形、卵圆形或分叶状，表面光滑，切面灰白色，实性。最大的特点是分泌女性雌激素，为有内分泌功能的卵巢瘤。因此患者常有月经异常等症状，甚至可能合并子宫内膜癌。

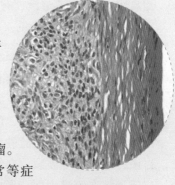

卵泡膜细胞瘤

● 纤维瘤

占卵巢良性肿瘤的 2%~5%。多为单侧，中等大小，表面光滑或呈结节状。切面灰白色，实性，坚硬如石。患者可合并有大量胸腹水，称为"麦格综合征"。

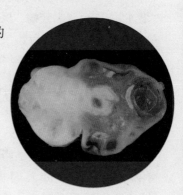

卵巢纤维瘤

◎ 什么是卵巢交界性肿瘤？

卵巢交界性肿瘤就是介于恶性与良性之间的一类肿瘤，它在生长方式和细胞学特征方面均介于良性和恶性的同类肿瘤之间。卵巢交界性肿瘤分为：

黏液性交界瘤和浆液性交界瘤。大多数患者年轻，接近 3/4 的卵巢交界性肿瘤诊断时处于 I 期，进展为浸润癌过程缓慢，预后较好。有大网膜或腹腔等其他部位转移的患者可能较早出现复发，对化疗不敏感。早期患者、年轻患者、病理类型为浆液性瘤者预后较好，5 年生存率达 95%，所有交界性肿瘤患者都应行手术治疗。交界性肿瘤的病死率很低，即使初次手术后有较大残留病灶的患者预后也较好。交界瘤虽然介于良恶性之间，但并不是良性肿瘤到恶性肿瘤转变的过渡。也就是说，良性肿瘤转变为恶性变并不是要经过交界瘤阶段。

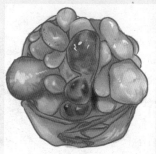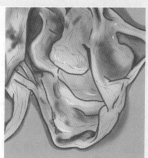

卵巢交界性肿瘤

认识卵巢恶性肿瘤

卵巢常见的恶性肿瘤根据组织学来源，主要分为上皮性肿瘤和恶性生殖细胞肿瘤。不同类型的肿瘤，预后不同。

◎ 卵巢常见的恶性上皮性肿瘤有哪些?

上皮性肿瘤是卵巢恶性肿瘤最常见的类型，约占卵巢恶性肿瘤的 90%。其中浆液性囊腺癌最多见，其次为黏液性囊腺癌、子宫内膜样癌，另还有一些少见类型。

● 浆液性囊腺癌

约占上皮性卵巢癌的一半，为卵巢恶性肿瘤中最常见的类型，约半数为双侧性，40~60 岁妇女最为多见。癌细胞常以形成囊腔和乳头为特征。

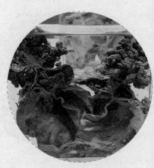

卵巢乳头状浆液性囊腺癌
福尔马林浸泡标本

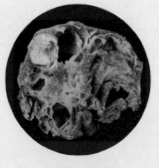

黏液性囊腺瘤

● 黏液性囊腺癌

黏液性囊性癌占上皮性卵巢癌 20%~30%，大部分患者年龄在 40~60 岁。多房性较多，多为单侧发生，外观光滑、圆形或呈分叶状，预后比浆液性卵巢癌好。

● **子宫内膜样癌**（腺癌）

是第三常见的卵巢上皮癌类型，肿瘤 55% ~ 60% 为单侧，30% 以上是双侧发生，囊实性或大部分实性，囊液多为血性，预后往往好于黏液性或者浆液性囊腺癌。肿瘤外形光滑或结节状，或有表面乳头生长。

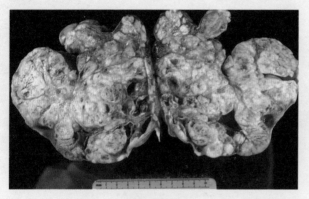

子宫内膜样腺癌

● **透明细胞癌**

占卵巢癌的 5% ~ 10%，单侧多，双侧发生大于 20%。质韧，大小不等，常伴有出血坏死。

【医生提醒】

在上皮性卵巢癌几种病理类型中，透明细胞癌恶性程度高，可能早期发生远处转移。因此，对于透明细胞癌，即使早期患者，也建议给予术后化疗。

◎ **恶性生殖细胞肿瘤**

卵巢恶性生殖细胞肿瘤是指来源于胚胎性腺的原始生殖细胞而具有不同组织学特征的一组肿瘤，

约占所有卵巢恶性肿瘤的 5%。好发于儿童和青少年，有较敏感的肿瘤标志物，如 AFP、HCG 等，I期患者 5 年生存率可达 90% 以上。病理类型包括内胚窦瘤、未成熟畸胎瘤、无性细胞瘤、胚胎性癌、绒癌和恶性混合性生殖细胞肿瘤等。

● 未成熟畸胎瘤

良性畸胎瘤与恶性畸胎瘤往往临床上难以准确区分，需要借助于术中冰冻及术后病理加以区分。未成熟畸胎瘤镜下可见数量不等的原始神经组织。

● 卵巢内胚窦瘤

又称为卵黄囊瘤，单侧居多，双侧多为转移所致。肿瘤体积通常较大，直径多超过10cm，呈圆形或卵圆形，表面光滑，包膜完整，切面灰白，组织脆，间质有胶状黏液，伴出血，坏死，易破裂。

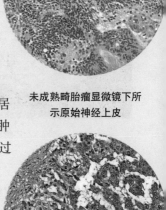

未成熟畸胎瘤显微镜下所示原始神经上皮

卵巢内胚窦瘤病理切片

【医生提醒】

内胚窦瘤患者常可见AFP 增高，恶性程度较高，但化疗效果好。

● 无性细胞瘤

肿瘤多为单侧，中等大小，呈圆形、分叶状，包膜光滑，切面灰白色、质实，可有坏死出血。

【医生提醒】

　　无性细胞瘤对放疗敏感，但因患者多数较年轻，有保留生育功能意愿，放疗会导致卵巢功能受损，目前放疗已较少应用。但是对于复发的无性细胞瘤患者，放疗仍能取得较好疗效。

◎ 性索间质肿瘤

　　该类肿瘤占卵巢肿瘤的6%左右，主要有颗粒细胞瘤、支持细胞-间质细胞瘤。

　　颗粒细胞瘤为最常见的一种卵巢性索间质肿瘤，为低度恶性肿瘤。颗粒细胞瘤具有内分泌功能，分泌雌激素，青春期前患者可出现假性早熟，生育年龄患者可引起月经紊乱，绝经期后患者可出现内膜增生过长，甚至发生子宫内膜腺癌。

　　支持细胞-间质细胞瘤也属于低度恶性肿瘤，好发于30~40岁妇女，典型患者会产生雄激素，临床上可见患者出现男性化的表现。

◎ 卵巢继发性（转移性）肿瘤

　　顾名思义，转移性卵巢肿瘤原发部位不在卵巢，而是由其他部位转移到卵巢后再生根发芽，约占卵巢恶性肿瘤的1%~9%，最常见的是来自胃肠道或乳腺的转移癌。治疗前可通过胃肠镜检查明确诊断，显微镜下可见印戒细胞，这类肿瘤又称"库肯勃氏瘤"。

【医生提醒】

　　卵巢转移性肿瘤在治疗上与原发卵巢恶性肿瘤处理不同，预后更差，以治疗原发肿瘤为主。

预防卵巢恶性肿瘤

癌症的发生由遗传、环境和不良生活习惯等多重因素导致。从某种程度讲，肿瘤可以预防，卵巢恶性肿瘤也不例外。

女性一生中
罹患卵巢癌
的风险为
1.3%

◎ 卵巢恶性肿瘤可以预防吗？

部分卵巢癌与家族遗传关系密切，这部分人可以通过遗传咨询，早期进行医学干预，避免罹患卵巢癌。在遗传方面，如果你的直系亲属患有卵巢癌、乳腺癌、子宫内膜癌或结直肠癌，且在一个家族中多次发生，可以到肿瘤专科医院进行遗传咨询或相关基因检测，了解是否存在相关基因突变，如乳腺癌相关癌基因（BRCA 基因）、林奇基因（Lynch 基因）。其次，每年进行定期的妇科体检也是很有必要的，如妇科超声、肿瘤标志物检测（CA125 或 HE4）等，可以提前发现一些隐匿性的病变，做到早发现、早治疗。平时要养成良好的生活习惯，加强锻炼，增强体质、提高免疫力，在卵巢癌预防方面也是管用的。

◎ 卵巢癌会遗传吗？

目前发现，10% ~ 20% 的卵巢癌与遗传因素相关。遗传性乳腺癌 - 卵巢癌综合征和 Lynch 综合征是两种最常见的遗传性卵巢癌综合征。其他与遗传性卵巢癌相关的综合征较罕见。

● **遗传性乳腺癌 - 卵巢癌综合征**

在一些家庭中，有多个妇女成员患上乳腺癌和（或）卵巢癌，有时候还合并有其他癌症。为此，提

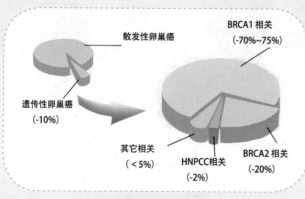

卵巢癌遗传易感性

出了遗传性乳腺癌 - 卵巢癌综合征，即 HBOC 综合征的概念。进一步研究表明，该综合征占遗传性卵巢癌的 80% 左右。这些卵巢癌发病年龄较早，预后较好，患者常存在 BRCA1 和（或）BRCA2 基因的突变。在普通女性人群中，一生中罹患乳腺癌的风险约为 12.3%，卵巢癌风险约为 1.3%，但是有 BRCA1 或 BRCA2 基因突变的女性患上述两种癌症的风险显著增加。

美国好莱坞女星安吉丽娜·朱莉因携带 BRCA 突变基因，她患卵巢癌的风险为 50%，患乳腺癌的风险高达 87%。为了避免癌症的发生，她选择了预防性切除卵巢和双侧乳腺，但切除乳腺并不等于切除乳房，可进行乳房整形。

【患者误区】

部分患者亲属通过基因检测发现存在 BRCA1 或 BRCA2 基因突变，认为自己一定会患乳腺癌或卵巢癌，导致心理过度紧张。其实大可不必如此焦虑，存在基因突变只是说明患癌风险增加，但不是绝对的一定会患癌，只需加强筛查，定期体检，在医生指导下进行预防与适当干预。

● Lynch 综合征

又称遗传性非息肉病性结直肠癌，是 DNA 错配修复基因发生突变的一组遗传性疾病。一般在 45 岁前发病，患者以结直肠癌为主，其次为子宫内膜癌，除此以外还有胃癌、卵巢癌等。Lynch 综合征也是引起遗传性卵巢癌的第二大原因。这类患者卵巢癌主要类型为子宫内膜样腺癌和透明细胞癌，预后良好。

【医生提醒】

45 岁前患结直肠癌的患者是 Lynch 综合征的高危人群。基因筛查有助于评估基因突变携带，评估各类肿瘤（包括卵巢癌）的发病风险，做到早发现，早预防，从而降低卵巢癌发病率。

◎ 卵巢癌的高危因素有哪些?

● 遗传和家族因素

卵巢癌家族史是卵巢癌发生的重要高危因素，携带 BRCA1/BRCA2 基因突变的妇女，在 60 岁前患卵巢癌的风险明显高于普通人群。

● 内分泌因素

乳腺癌或子宫内膜癌患者合并发生卵巢癌的机会比一般人群高 2 倍左右。妊娠次数与患卵巢癌呈负相关，说明妊娠、哺乳致使排卵停止，减少了卵巢上皮的损伤，降低了卵巢癌的发病风险。

【医生提醒】

口服避孕药能够降低卵巢癌的发病风险，可能机制为通过减少排卵来降低卵巢癌的发生。

● 化学致癌因素

卵巢对烟草非常敏感，长期过度吸烟患者，烟草中的致癌物质在体内积蓄增加，不仅引起闭经早，促发卵巢癌。此外，经常接触油漆、滑石粉、石棉的女性患卵巢癌的机会也较多。

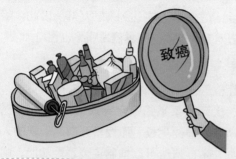

致癌

【医生提醒】

吸烟百害而无一益，可引起高血压，增加脑卒中的风险，加速阿尔茨海默病（即俗称的"老年痴呆症"）的进展，同时可增加患卵巢癌的风险。因此女性应严格戒烟。

● 环境及生活因素

工业发达国家由于环境污染加剧，卵巢癌的发病率也在升高。卵巢癌的发病与饮食也有一定的关系，腌制肉制品、泡菜、变质的蔬菜均含有大量的亚硝酸盐，可与氨基酸发生降解反应，生成具有强致癌性的亚硝胺。另外，高热量、高脂肪饮食，导致体内雌激素水平升高，刺激卵巢上皮的增生和恶变，从而增加卵巢癌的发病风险。

● 婚育

单身女性患卵巢癌的风险比已婚女性高出一半以上，生育的女性比不生育的女性患癌风险要低。

● 年龄

卵巢癌的发病率随着年龄增长而上升，但不同组织学类型肿瘤的好发年龄段各异。20岁以下女性中生殖细胞肿瘤最常见，交界性肿瘤常好发于30～40岁的女性，上皮性卵巢癌绝大多数发生于50岁以后，在80岁左右达到发病高峰。因此，随着人均期望寿命的提高，卵巢癌发病率也在增加。

● 精神因素

性格急躁，压力过大，精神紧张，抑郁、自卑、自责，人际关系紧张等会导致机体免疫系统受损，继而诱发肿瘤的生长。而性格开朗、乐观的人危险性最低，不良情绪可以抑制免疫系统功能，削弱机体的自身抗癌能力。

◎ 患卵巢癌有信号吗？

卵巢癌早期没有特异症状，一般通过常规体检早期发现。有以下异常应该引起警惕。

● 月经紊乱：多数卵巢癌患者没有月经变化。如果卵巢正常组织均被癌细胞破坏，激素水平改变，患者全身状态欠佳，就有可能出现月经过少或闭经。

卵巢癌的病理类型复杂多变。卵巢颗粒细胞瘤可分泌雌激素，由于雌激素产生过多，可引起性早熟、月经失调或绝经后阴道流血。如睾丸母细胞癌或支持-间质细胞肿瘤，可产生过多雄激素，使女性出现男性化征象。

● 腹胀：腹胀是卵巢癌的"红牌"警告，常为卵巢癌患者的首发症状，在未触及下腹部肿块前即可发生。原因在于肿瘤本身压迫，并在腹腔内牵拉周围韧带所致，加之卵巢癌常伴有腹水的发生，使患者常有腹胀感。因此，有不明原因的腹胀（尤其在更年期），应及时做妇科检查。

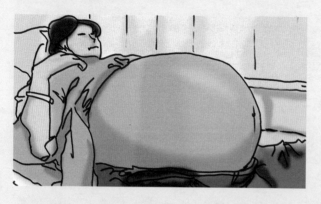

● 腹痛、腰痛：卵巢癌浸润周围的组织，或者与邻近组织发生粘连，压迫神经可引起腹痛、腰痛，一般是由隐隐作痛到钝痛，甚至较剧烈的疼痛。

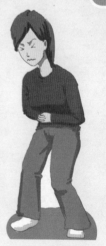

● 下肢及外阴部水肿：卵巢癌肿块在盆腔内逐渐长大，可压迫盆腔静脉，并影响淋巴回流。因此，若患者出现下肢及外阴部水肿，此时应想到可能是卵巢癌在"作祟"。

● 不明原因的消瘦：卵巢肿块逐渐长大，加之腹水形成，可机械性压迫胃肠道，引起患者食量减少及消化不良。除此之外，癌细胞生长繁殖需消耗大量营养，使者日益消瘦、贫血乏力、面色无华。

【医生提醒】

　　卵巢癌没有特异的早期症状，不明原因的腹胀腹痛应及早进行妇科检查与体检。注意遗传检查也能早期发现卵巢癌。卵巢癌属消耗性疾病，有晚期恶性肿瘤患者共有的体貌特征，如消瘦、面色蜡黄、身形改变，这些体貌改变医学上称为"恶病质"。

卵巢良性肿瘤的早期诊断

卵巢良性肿瘤是可以治愈的疾病，经过医生的诊断和规范治疗，不会对你的身体造成严重影响。

◎ 卵巢良性肿瘤有什么临床表现？

● **腹部肿块**：患者能感觉到下腹部的肿块逐渐增大或在腹部可触及包块，或在妇科检查时发现包块，或体检发现的附件肿块。

● **压迫症状**：巨大卵巢肿瘤会产生压迫症状。

①如果压迫横膈会引起心悸、呼吸困难；

②如果腹内压增加，影响下肢静脉回流，引起双下肢水肿；

③如果膀胱受压可引起尿频、尿急、排尿困难或尿潴留；

④如果肿瘤压迫消化道，可引起上腹不适、食欲减退、下坠感或排便困难。

● **腹痛**：良性卵巢肿瘤一般不会引起腹痛。当出现腹痛尤其是突然发生且位于一侧者，多因卵巢肿瘤蒂扭转所致，或是肿瘤破裂、出血或感染导致的。

● **月经不调或绝经后出血**：部分患者会因卵巢肿瘤影响卵巢的内分泌功能而发生月经不调或绝经后出血的现象。

【 医生提醒 】

发现卵巢良性肿瘤主要靠体检和提高防病意识，良性肿瘤需要择期手术，术后组织需要做病理检查。

◉ 什么是"卵巢巧克力囊肿"?

卵巢子宫内膜异位囊肿，俗称"卵巢巧克力囊肿"，是子宫内膜异位症的一种表现。

很多患者无法理解巧克力这么好吃的东西，怎么会跟囊肿联系在一起呢？需要澄清的是，不是卵巢会生出巧克力，也不是巧克力吃多了才长巧克力囊肿。将卵巢子宫内膜异位囊肿称为"卵巢巧克力囊肿"，只是因为该囊肿的囊液性状类似巧克力。

正常情况下，子宫内膜生长在子宫腔内，受体内雌孕激素的影响，每月脱落一次，形成月经。如果月经期脱落的子宫内膜碎片，随经血逆流经输卵管进入盆腔，种植在卵巢表面或盆腔其他部位，即使不在子宫腔内，它也会受到月经周期雌孕激素波动的影响，发生周期性变化来一次月经，就长一点，然后脱落的内膜又不能像月经一样排出，只能待在囊肿里，越积越多，形成异位囊肿，其内含陈旧性积血。这种陈旧性积血呈褐色，黏稠如糊状，似巧克力，故又称"巧克力囊肿"。囊肿会逐渐增大，有时会在经期或经后发生破裂。

巧克力囊肿

◉ "卵巢巧克力囊肿"有哪些症状?

● **痛经**：痛经是最主要的症状，表现为进行性加重。异位的子宫内膜受卵巢激素的作用，与正常子宫内膜有同样的周期性变化。月经后半期，异位的内膜高度增厚充血，子宫内膜异位肿瘤内压力逐渐增加，经血聚积囊内，使囊壁承受的压力骤然增加而引起疼痛。特点多从月经前甚至后半期开始，

【医生提醒】

痛经分为原发性痛经和继发性痛经。原发性痛经即患者月经初潮时就有痛经，而继发性痛经往往由一些器质性病变所致。如果是继发性痛经，患者需要到医院全面检查了解是否有其他疾病存在。

持续整个月经期至月经后数日消失。

● 月经紊乱：往往表现为月经量增多、经期延长或经前期点滴出血。

● 性交痛：发生在子宫直肠陷窝、阴道后穹隆、宫骶韧带等部位的子宫内膜异位症可导致患者发生性交痛，而且常于月经前较为明显。

● 不孕：在原因不明的不孕症患者中70%～80%伴有子宫内膜异位。患者常因盆腔器官粘连，使输卵管蠕动受阻或输卵管堵塞等机械因素导致不孕。不孕也可能与卵巢功能不全，自身免疫反应增强，前列腺素增加，泌乳素增高等因素有关。

◎ 卵巢子宫内膜异位症会癌变吗？

卵巢子宫内膜异位症（简称内异症）患者患卵巢上皮性癌的可能性约是正常人的2倍，主要是卵巢子宫内膜样癌或透明细胞癌。一般多为卵巢子宫内膜异位囊肿癌变，尤其常见于病程长、年龄较大及合并不孕者。所幸，内异症癌变通常需要较长时间，容易早期诊断。

当异位囊肿直径>10cm、短期有明显增大、绝经后囊肿持续性存在，影像学检查有实性和（或）乳头状结构及病灶血流丰富、血清CA125水平明显升高（>200U/ml），就要警惕恶变。

【医生提醒】

对内异症患者需长期关注，在术后长期药物治疗中要让患者及家属认识到长期治疗和复查的重要性，监测异位病灶大小的变化，并注意内异症癌变征象以及监测可能伴随的其他高危恶性肿瘤。

鉴别卵巢良恶性肿瘤的常见检查方法有哪些？

● 影像学检查

①超声检查：是诊断卵巢肿瘤的重要手段。可以判断肿瘤大小、部位、质地、与子宫和盆腔脏器的关系及有无腹水等。良恶性的判断依经验而定，准确率可达 80%~90%。但肿瘤直径在 2cm 以下者超声诊断困难。经阴道超声检查，特别是经阴道彩色多普勒超声检查可以显示肿瘤内血流变化，为鉴别良性与恶性提供参考。

②CT 及 MRI 检查：判断肿瘤大小、质地，肿瘤与盆腔各脏器的关系，特别是盆腔和主动脉旁淋巴结有无增大，有无肝脾转移，对确定手术方式有一定价值。

③胃镜、结肠镜：了解有无胃肠道病变。

④静脉肾盂造影：了解肾脏的分泌和排泄功能，了解有无泌尿道压迫和梗阻症状。

⑤胸部、腹部 X 线摄片：对判断有无胸腔积液、肺转移、肠梗阻有诊断意义。

⑥PET-CT 检查：可以利用良恶性组织在代谢活性上的差异将其加以区别，有助于对已有卵巢肿瘤进行定性并做出诊断。

● 腹腔镜检查

对盆腔肿块、腹水、腹胀等可疑卵巢恶性肿瘤的患者行腹腔镜检查可明确诊断；通过腹腔镜的观察可以对疾病的严重程度进行评估，决定治疗方案，通过腹腔镜评分可以决定彻底减瘤手术的可行性。

● 腹水细胞学检查

腹水者应进行腹部穿刺，如腹水少可经后穹隆穿刺，所得腹水经离心浓缩涂片，进行细胞学检查。

● 肿瘤标志物测定

卵巢肿瘤标志物可以在其血清、组织、体液和排泄物中检出，可用来辅助诊断、监测肿瘤治疗疗效、判断预后，对肿瘤的诊断和治疗具有重要意义。

①CA125：CA125（癌抗原125）对诊断卵巢上皮性癌有重要参考价值，特别是浆液性囊腺癌。浆液性囊腺癌CA125的检测阳性率在80%以上，90%以上CA125水平随病情缓解或恶化而消长，可用于治疗后的监测。

不过CA125并非卵巢癌特异性指标，正常妊娠、月经以及部分妇科非恶性疾病，例如急性盆腔炎、子宫内膜异位症、盆腹腔结核及一些非妇科疾病也时有升高。

②人附睾蛋白4：人附睾蛋白4（HE4）在正常生理情况下，表达水平非常低，但在卵巢癌患者的血清中高度表达，可用于卵巢癌的早期检测、鉴别诊断、治疗监测及预后评估。HE4与CA125两者联合应用，计算比值，诊断卵巢癌的敏感性可增加到92%，降低假阴性结果30%。

③甲胎蛋白：甲胎蛋白（AFP）对卵巢内胚窦瘤有特异性价值，可作为生殖细胞瘤治疗前后及随访的重要标志物。正常值 $<25\mu g/L$。

④人绒毛膜促性腺激素：在含原发性卵巢绒癌成分的生殖细胞瘤患者血中，人绒毛膜促性腺激素（HCG）异常升高，胚胎癌和无性细胞瘤患者HCG可呈低水平升高。正常非妊娠妇女血清B亚单位的HCG值阴性或

<3.1mg/ml。

⑤癌胚抗原：有些卵巢恶性肿瘤晚期，特别是黏液性囊腺癌癌胚抗原（CEA）异常升高，但并非卵巢肿瘤的特异性抗原。

⑥乳酸脱氢酶：部分卵巢恶性肿瘤血清中乳酸脱氢酶（LDH），特别是无性细胞瘤常常升高，但并非特异性指标。

⑦性激素：颗粒细胞瘤、卵泡膜细胞瘤可产生较高水平雌激素；黄素化时，也可以分泌睾丸素。浆液性、黏液性或纤维上皮瘤有时也可以分泌一定量的雌激素。

以上肿瘤标志物检测可以对诊断有帮助，但特异性均不强，需要结合病史综合进行判断。

◎ 基因检测

健康人群可通过遗传咨询决定是否需行基因检测。研究发现，存在 BRCA 基因突变的人患乳腺癌、卵巢癌风险增加。对于检测出为 BRCA 基因突变的携带者，进行更早的体检筛查和增加筛查频率可以提高乳腺癌、卵巢癌的检出几率，从而有机会及时开展治疗。

◎ 超声可以鉴别卵巢肿瘤的良恶性吗？

常见的超声检查有二维超声、三维超声以及最新的超声微泡造影。通过超声检查可观察肿瘤的大小、形态、位置、活动状态，肿瘤内为囊性或实性，有无分隔及乳头，腹腔内有无液体等物理特性。可用于鉴别良、恶性卵巢肿瘤。

卵巢恶性肿瘤的早期诊断

卵巢恶性肿瘤要想获得良好的治疗效果，首先是要早期诊断，腹部长期出现不适，应到医院正规诊治。

◎ 卵巢恶性肿瘤有什么临床表现？

由于卵巢位置的特殊性，早期患者一般无症状，部分患者仅在妇科检查或常规体检中被发现。晚期主要表现为尿频/尿急、腹胀/腹围增加、盆腔痛/腹痛、腹部肿块及腹水、食欲下降/早饱感等；由于肿瘤生长较大或浸润邻近组织，可有膀胱或直肠压迫症状，也可伴有疼痛、发热、贫血、无力及消瘦等恶病质表现，如肿瘤破裂或扭转可致急腹症。此外，某些卵巢肿瘤可分泌雌激素或睾丸素，可出现异常阴道出血、绝经后出血、青春期前幼女性早熟、生育年龄妇女继发闭经、男性化等内分泌症状。

【医生提醒】

卵巢癌是目前病死率最高的妇科恶性肿瘤，发病隐匿，早期几乎没有症状。约70%的卵巢癌患者确诊时已发展到晚期，所以定期妇科检查，早期发现十分重要。

◎ 卵巢恶性肿瘤需要做 MRI 或 CT 检查吗？

凡诊断或怀疑诊断卵巢恶性肿瘤，有必要进行 MRI 或 CT 检查。MRI 或 CT 检查对判断肿瘤大小、质地、与盆腔各脏器之间的关系，特别对盆腔和主动脉旁淋巴结增大的判断有重要价值。

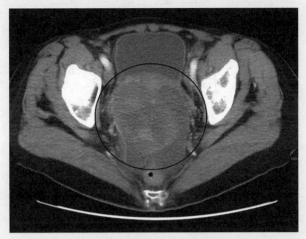

CT 示巨大卵巢肿瘤（黑色圆圈所示）

◎ 卵巢癌敏感的肿瘤标志物有哪些?

如上文介绍的内容，CA125、HE4、AFP、CEA、CA199、CA153、HCG 等都是临床上常见的卵巢癌肿瘤标志物。但是，目前肿瘤标志物的敏感性和特异性均有限，对肿瘤早期（Ⅰ，Ⅱ期）的阳性检出率也比较低，至今尚未发现"金标准"的肿瘤标志物。并且，有些肿瘤细胞可多种标志物异常，单一的肿瘤标志物难以准确反映肿瘤的复杂性，必须综合判断。

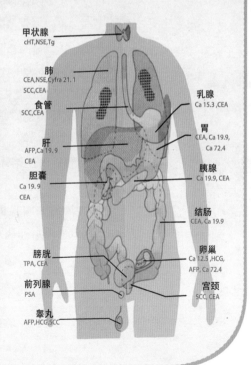

甲状腺
cHT,NSE,Tg

肺
CEA,NSE,Cyfra 21.1
SCC,CEA

食管
SCC,CEA

肝
AFP,Ca 19.9
CEA

胆囊
Ca 19.9
CEA

膀胱
TPA, CEA

前列腺
PSA

睾丸
AFP,HCG,SCC

乳腺
Ca 15.3 ,CEA

胃
CEA, Ca 19.9,
Ca 72.4

胰腺
Ca 19.9, CEA

结肠
CEA, Ca 19.9

卵巢
Ca 12.5 ,HCG,
AFP, Ca 72.4

宫颈
SCC, CEA

◎ 卵巢癌的病理类型有哪些?

卵巢恶性肿瘤主要包括恶性上皮性肿瘤、恶性性索间质肿瘤和恶性生殖细胞肿瘤及转移性卵巢癌,其中又以上皮性肿瘤最多见。主要的病理类型有浆液性囊腺癌、黏液性囊腺癌、子宫内膜样腺癌、透明细胞腺癌、移行细胞癌、未分化癌等。

◎ 卵巢恶性肿瘤是如何分期的?

卵巢恶性肿瘤分期多采用 FIGO 2014 分期标准见右表。

分期中还要注意:

● 肿瘤原发部位——卵巢、输卵管还是腹膜应尽可能明确。但是在某些情况下,可能无法确定肿瘤的原发位置,这种情况应列为"原发部位不明确";

● 应当记录肿瘤的组织学类型;

● 新分期对Ⅲ期进行了修改,肿瘤扩散至腹膜后淋巴结但无腹腔内转移的患者,分期被调整为Ⅲ A1 期,这样调整的原因在于这些患者的预后显著优于发生腹腔内播散的患者。

● 腹膜后淋巴结转移应当使用细胞学或组织学进行证实。

● 肿瘤从大网膜扩散至脾脏或肝脏(Ⅲ C)应当与孤立性脾或肝实质转移相区别。

FIGO 分期	肿瘤范围
I	肿瘤局限于卵巢或输卵管
I A	肿瘤局限于一侧卵巢（未累及包膜）或输卵管，卵巢和输卵管表面无肿瘤；腹水或腹腔冲洗液中没有恶性细胞
I B	肿瘤局限于双侧卵巢（未累及包膜）或输卵管，卵巢和输卵管表面无肿瘤；腹水或腹腔冲洗液中没有恶性细胞
I C	肿瘤局限于单或双侧卵巢或输卵管，并伴有如下任何一项：
I C1	术中手术导致肿瘤破裂
I C2	术前肿瘤包膜已破裂或卵巢、输卵管表面有肿瘤
I C3	腹水或腹腔冲洗液中发现恶性细胞
II	肿瘤累及一侧或双侧卵巢或输卵管，伴有盆腔蔓延（在骨盆入口平面以下）或原发性腹膜癌
II A	肿瘤蔓延至和（或）种植到子宫和（或）输卵管和（或）卵巢
II B	肿瘤蔓延至盆腔的其他腹膜内组织
III	肿瘤累及单侧或双侧卵巢、输卵管或原发性腹膜癌，伴有细胞学或组织学证实的盆腔外腹膜播散，和（或）转移至腹膜后淋巴结
III A	转移至腹膜后淋巴结，伴有或不伴有骨盆外腹膜的微小转移
III A1	仅有腹膜后淋巴结阳性（细胞学或组织学证实）
III A1（i）期	转移灶最大直径≤10mm（注意是肿瘤直径而非淋巴结直径）
III A1（ii）期	转移灶最大直径>10mm
III A2	骨盆外（骨盆缘之上）累及腹膜的微小转移，伴或不伴腹膜后淋巴结阳性
III B	骨盆缘外累及腹膜的大块转移，最大直径≤2cm，伴或不伴腹膜后淋巴结阳性
III C	骨盆缘外累及腹膜的大块转移，最大直径>2cm，伴或不伴腹膜后阳性淋巴结（包括肿瘤蔓延至肝和脾包膜，但不包括脏器实质受累）
IV	腹腔外的远处转移
IV A	胸水细胞学阳性
IV B	转移至腹腔外器官（包括腹股沟淋巴结和腹腔外淋巴结）

注：FIGO（Federation International of Gynecology and Obstetrics，国际妇产科联盟）

卵巢良性肿瘤的规范治疗

罹患卵巢良性肿瘤并不可怕，只要到正规医院进行规范治疗即可，不要听信小广告、病友传言、网络谣言，以免贻误病情。

◎ 卵巢肿瘤都需要手术治疗吗？

生理性囊肿如滤泡囊肿或黄体囊肿只需观察随访即可，但对于任何年龄的卵巢实性肿瘤，或者囊性包块 >5cm，持续 2~3 个月以上者均建议手术治疗。

◎ 卵巢肿瘤都可以行腹腔镜手术吗？

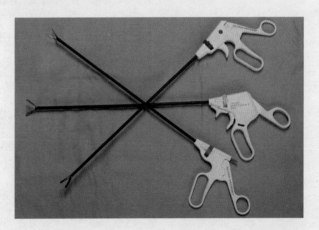

腹腔镜手术是创面小、恢复快的手术，减少了患者开刀切口愈合时间，恢复期快。腹腔镜手术还可以用在术中评估恶性肿瘤能否彻底减瘤，并可探查取活检。但高度怀疑伴有盆腹腔播散的卵巢恶性肿瘤仍首选开腹手术，避免术中因腹腔充气或腹腔镜视野不完全导致的肿瘤残留或播散。

手术入路的选择需根据患者本身的病情，肿瘤是否活动，既往有无手术史及主刀医生的技术熟练程度等决定，术前需经过充分评估，选择合适的治疗方案。

◎ 卵巢巧克力囊肿有哪些治疗方法?

卵巢巧克力囊肿的治疗取决于患者的年龄、症状和生育意愿，主要包括药物治疗和手术治疗两种。

● 药物治疗

通常是采用性激素，原理就是通过抑制雌激素合成，使异位的内膜出现萎缩。如选用口服避孕药、孕激素、促黄体生成素释放激素等。

● 手术治疗

需根据患者年龄、病情严重程度等采用不同的手术方案，如卵巢囊肿剥除术、附件切除术等，手术多采用微创方式。

年轻未生育的患者手术时应尽量保存正常卵巢组织，减少对卵巢功能的影响。

对年龄较大且无生育要求的患者也可考虑作患侧附件切除。

卵巢巧克力囊肿破裂者手术时宜彻底清洗腹腔，尽量切除病灶，松解粘连。

【医生提醒】
卵巢巧克力囊肿属于良性疾病，术后可复发，对于术中病灶与周围组织广泛粘连、囊肿破裂的患者建议继续予以 3~6 月的药物治疗。

卵巢恶性肿瘤的规范治疗

在当前，恶性肿瘤并不意味着死亡，而是一种慢性疾病，因此要有挑战病魔，战胜疾病的信心，心情乐观能让你的免疫功能更强大，抗击肿瘤。

◎ 卵巢恶性肿瘤的治疗原则是什么？

早期卵巢癌的肿瘤细胞仅仅局限在卵巢上，属于 I 期，但往往难以早期发现。一旦肿瘤细胞转移到盆腔内器官上，就属于 II 期了。I 期肿瘤临床上称为早期肿瘤。II ~ IV 期的肿瘤称进展期肿瘤。

卵巢癌的治疗原则：恶性卵巢肿瘤一经确诊，不论是早期、晚期，均应尽早进行手术治疗，尽量切除肿瘤，术后配合化疗为主的综合治疗。若为晚期、病灶较大、有广泛转移、粘连严重或合并胸腹水等病例，可先化疗以缩小肿块，为后续手术治疗准备条件，提高手术成功率和治愈率。

● **手术治疗**

手术的目标是尽量达到满意的肿瘤细胞减灭术，即无肉眼残留病灶或使残留肿瘤病灶直径≤1cm。

● **化疗**

按肿瘤的不同组织学类型选择不同的化疗方案，多药的联合化疗方案较单药化疗的疗效更佳。化疗可以采用静脉化疗，也可以采用静脉联合腹腔化疗。

● **放射治疗**

放射治疗不是卵巢恶性肿瘤的常规治疗手段，但对于卵巢无性细胞瘤、颗粒细胞瘤和部分对放疗敏感无法手术切除的转移病灶，也可选用放射治疗。

● 中医中药治疗

中医中药可以配合化疗，减轻毒副反应。对食欲减退、体质差等恶病质情况，中医中药治疗可辅助增强免疫力、增进食欲，在控制恶性腹水方面有一定的益处。

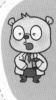

【患者误区】

中医中药对卵巢癌可起到辅助的效果，但是若摒弃手术、化疗等正规手段，仅选择中医药治疗是绝对不可取的。此外，因中成药成分复杂，部分患者长期口服可导致肝肾功能损害，因此，服药期间需定期监测肝肾功能。

◎ 什么是卵巢恶性肿瘤的新辅助化疗？

新辅助化疗也称先期化疗，是指在明确恶性肿瘤诊断的基础上，选择有效的化疗药物，给予患者有限的化疗疗程后（国际指南推荐新辅助化疗疗程数≤4），再行最大限度的手术。

新辅助化疗主要目的是降低肿瘤负荷，减轻肿瘤与周围组织的粘连，为完成理想的肿瘤细胞减灭术创造机会；对于部分不能耐受手术的患者，化疗后应恢复体能，寻找手术机会。

◎ 什么是卵巢恶性肿瘤细胞减灭术？

跟其他恶性肿瘤的手术原则不一样，卵巢癌的手术治疗原则是"最大限度切除肿瘤"，通过手术尽可能地将肿瘤的切除达到满意减瘤的目的。首先需要切除子宫、双侧卵巢/输卵管。其次，要切除容易发生肿瘤细胞转移的大网膜、阑尾。早期卵巢癌的手术还要将盆腔和后腹膜的淋巴结予以清除，进行卵巢癌的全面分期，因此早期卵巢癌的手术也称为全面分期手术。如果肿瘤转移到了腹膜、肠系膜和肠管等脏器上，建议行卵巢癌肿瘤细胞减灭术。满意的肿瘤细胞减灭术是指无肉眼残留病灶或残留肿瘤的最大径≤1cm，以利术后采用化疗达到长期缓解甚至根治的目的。有时，为达到满意的肿瘤细胞减灭术，改善患者预后，还需要对膀胱、肠道、脾脏、甚至部分肝脏进行切除。

◎ 卵巢恶性肿瘤出现远处转移还能做手术吗？

卵巢癌手术几乎没有规律可循，每个患者的情况都可能不同，对医生的技术要求高。特别当出现远处转移时，大量的癌细胞会转移至腹膜、肠管、肠系膜等，对于肿瘤广泛受到侵犯的脏器，应予以切除。对于合并肺、肝、脾及膈顶等转移，需全面评估病情，决定是否手术治疗。

◎ 卵巢癌复发如何治疗？

卵巢癌复发是指经过满意的肿瘤细胞减灭术和正规足量的化疗达到临床完全缓解，停药半年以上再次出现肿瘤。半年内肿瘤长大，一般称为肿瘤未控。对于复发患者，是否行再次肿瘤细胞减灭术，或继续化疗或改变化疗方案需由妇科肿瘤专科医生

【医生提醒】

　　卵巢癌复发后治疗需要考虑到复发部位、复发范围、初次手术情况、化疗方案、疗程以及患者一般情况等，须妇科肿瘤专科医生综合评估，个体化治疗。

决定或多学科联合诊疗决定。

◎ 育龄期卵巢恶性肿瘤患者能保留生育功能吗?

卵巢恶性肿瘤是否可行保留生育功能的手术主要取决于患者的年龄、病理类型及手术病理分期。卵巢上皮性癌保留生育功能的手术应非常慎重,须经过严格选择,根据中国抗癌协会妇科肿瘤专委会指南的建议,保留子宫和(或)对侧卵巢须具备以下十条:

- 患者年龄 <35 岁,渴望生育;
- 手术病理分期为 Ia 期;
- 细胞分化好,G1(高分化)或交界性瘤;
- 包膜完整,术前及术中未破;
- 肿瘤光滑、活动、无粘连;
- 肿瘤表面无结节、颗粒及乳头;
- 腹水细胞学检查为阴性;
- "高危区域"如子宫直肠窝、大网膜、结肠侧沟、肠系膜、横膈及腹膜后淋巴结探查和多点活检均阴性;
- 对侧卵巢外观正常,探查及楔形切除病理检查为阴性;
- 有严密随诊条件,在患者完成生育后视情况再行子宫及附件切除术。

对于卵巢恶性生殖细胞肿瘤,手术应该积极保留生育功能。该类肿瘤患者通常以年轻、未婚、未孕者居多,肿瘤多数为单侧,复发和转移多数不在盆腔,不累及子宫和对侧卵巢。生殖细胞恶性肿瘤对化疗很敏感,与切除对侧卵巢和子宫预后相当。

◎ 对确诊的卵巢恶性肿瘤，为什么还要做进一步检查？

对于确诊的卵巢恶性肿瘤，做进一步检查是手术和化疗选择的需要。卵巢癌遗传易感基因检测（BRCA1/2）和化疗敏感及药物毒副反应基因检测，对于卵巢癌后续治疗很有帮助。

◎ 如何看待卵巢癌分子靶向治疗？

分子靶向治疗是在细胞分子水平，针对已经明确的致癌位点（可以是肿瘤细胞的蛋白，或一个基因片段）设计的药物，药物进入体内特异地选择致癌位点，使肿瘤细胞死亡，而不涉及正常组织细胞。分子靶向治疗的药物可为单克隆抗体、小分子化合物、多肽等多种形式，相对于手术、放疗、化疗三大传统治疗手段而言，该方法更具功效。目前，靶向治疗研究在肺癌、肠癌等恶性肿瘤的治疗中均取得了较好的效果，靶向药物被不断研发，应用较多的有抗血管生成药、PARP抑制剂和目前即将进入临床的PD-1等，这些药物合理应用于临床，对提高卵巢癌患者的生存率、改善预后有重要作用。

◎ 卵巢恶性肿瘤可以放疗吗？

虽然放疗历史久远，但卵巢癌一般不采用放疗。放疗主要针对复发的孤立性病灶和对放疗敏感的卵巢无性细胞瘤。其中，卵巢生殖细胞恶性肿瘤手术加放疗生存率达83%。颗粒细胞瘤及无法手术切除的转移病灶也可选用放疗。

卵巢恶性肿瘤化疗期间应该注意什么？

● 保持情绪稳定

化疗时心存疑虑、惊恐不安的患者出现的不良反应常常较重；心境坦然、豁达大度、坚持必胜的患者则反应较轻。

● 合理地安排饮食

化疗期间会出现口腔溃疡、食欲减退、恶心呕吐或腹泻等胃肠道反应。在饮食上应多吃些清淡、富有营养且易于消化的食物，例如瘦肉、鱼类、大枣等。这对于防止或减轻由于骨髓抑制引起的血细胞数量下降十分有益。若患者出现贫血症状时，可多吃些动物的肝脏或心脏、蛋黄、瘦肉以及菠菜等。此外，可多吃些香菇、蘑菇、猴头菇、木耳等富含多糖类的食用菌，以提高人体的免疫功能，抑制癌细胞的生长和繁殖。患者在使用环磷酰胺等主要经肾脏排泄的化疗药物时，应多饮水以减轻药物对肾脏的损害。

● 注意保护皮肤

化疗时若出现皮肤损害，应加强对皮肤的保养，禁用有刺激性的洗涤用品。出现皮炎或色素沉着时，不要搔抓或乱涂药膏。出现脱发时，加强对头皮的保护，防止暴晒。

● 避免怀孕

女性肿瘤患者在接受化疗期间应避免怀孕。因为有相当一部分化疗药物具有致突变、致畸变的作用。

● 预防感染

由于化疗药物可不同程度地抑制人体的骨髓和免疫功能，使机体的抗病能力下降，因而容易使患者发生多种感染性疾病。患者在化疗期间应做到生活有规律、劳逸结合，保证充足的睡眠。除了病重卧床外，患者要进行适当的锻炼以增强机体的抗病能力，尽量避免出现感染性疾病。

最后，化疗结束后每周需定期复查血常规、肝功、肾功等指标，必要时需对症处理。

康复管理

【医生提醒】

　　每次复查时务必带齐既往住院或门诊复查资料，以方便医生查阅或对比。最好空腹，准备行相关血液指标及盆腔、腹部彩超、CT、MRI 等检查。

◎ 卵巢恶性肿瘤治疗后会复发吗?

　　大约 70% 的卵巢癌 5 年内会复发。因此，这体现了治疗后定期随访的重要性。

◎ 卵巢恶性肿瘤治疗结束后多长时间复查一次?

　　卵巢恶性肿瘤治疗后随访非常重要，因为容易复发，应长期随访和监测，治疗结束后 1~2 年内应该每 2~4 个月复查一次，3~5 年内应该每 3~6 个月复查一次，5 年后之后应该每年复查一次。

◎ 卵巢恶性肿瘤治疗结束后复查的项目是什么?

　　随访和监测内容由医生确定:

● 体格检查和询问症状;

● 盆腔检查及阴道细胞学检查;

● 肿瘤标志物检查;

● 血常规、血生化、女性激素检查;

● 影像学检查: 在卵巢恶性肿瘤随访监测中必不可少。

3

子宫体肿瘤

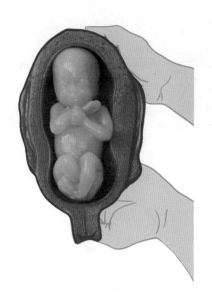

什么是子宫?

子宫是女性孕育生命的器官，深藏于小腹骨盆正中央，在膀胱与直肠之间，呈倒置鸭梨形状。子宫可分为底、体与颈三个部分，颈为下份最小的部分。上方两角为"子宫角"，通向输卵管，是精子和受精卵通行的路径。子宫壁由外向内为浆膜、肌层及黏膜（即内膜）三层。子宫大小与年龄及生育有关，未产者约长7.5cm、宽5cm、厚3cm，比女性本人的拳头还小一些。子宫的主要功能为形成月经和孕育后代。子宫内膜在女性激素影响下，周期性增厚、脱落，脱落的内膜碎片和血液一起从阴道流出，从而形成月经。

认识子宫体良性肿瘤

子宫体良性肿瘤一般不会对你的身体造成严重影响，但是有时也会让你出现一些小麻烦，例如月经紊乱、反复流产、经期疼痛等，因此也不能小看它们。

◎ 什么是子宫肌瘤？

子宫肌瘤为妇科最常见的良性肿瘤，是由子宫肌层细胞增生而成。子宫肌瘤大小不一，小者几毫米，大者几十厘米，像足月孕大小，如同肚子里装了一个大西瓜。子宫肌瘤好发于生育年龄妇女，据统计，30岁以上妇女患病率约30%。绝大部分子宫肌瘤患者无需手术治疗，部分较大肌瘤当伴发阴道不规则出血、尿频、腹痛等症状时需考虑手术。

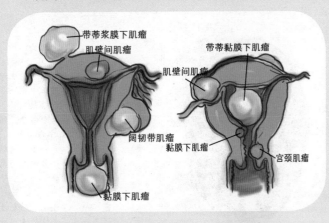

◎ 什么是子宫内膜增生？

子宫内膜增生是指子宫内膜在炎症、内分泌紊乱或某些药物的刺激下引起子宫内膜过度生长的一

72

种疾病。主要发生在育龄期妇女及围绝经期妇女，子宫内膜增生最常见的症状是月经量增多、月经间期出血以及绝经后妇女出现阴道流血等。

2014年世界卫生组织将子宫内膜增生分为两类：不伴有不典型增生的子宫内膜增生和子宫内膜不典型增生。对于不伴有不典型增生的子宫内膜增生患者，大部分病情能够自然缓解，只有很少部分最终发生癌变。尤其是那些存在明确可逆的危险因素（如口服激素）的患者，可以进行定期的随访和复查。但对于随访过程中不能自发缓解或者存在异常子宫出血的患者，需要考虑孕激素治疗。对子宫内膜不典型增生的患者，要求保留生育功能者也可以采取严密随访下的孕激素治疗，无生育要求的患者主张切除全子宫。

◎ 如何预防子宫恶性肿瘤？

子宫恶性肿瘤预防重在定期妇科检查，对于子宫肌瘤近期迅速长大，超声诊断血流信号丰富且有症状的应考虑及早手术。

预防子宫内膜癌，应积极开展子宫内膜防癌普查。针对围绝经期和功能失调性子宫出血，需要警惕子宫内膜过度增生。对绝经前子宫内膜厚度 >10mm，绝经后厚度 >5mm 者应考虑诊刮或宫腔镜下诊刮，取得内膜的病理学诊断。

对于家族遗传性 BRCA 突变携带者和 Lynch 综合征患者应加大对子宫内膜的筛查频率。

认识子宫体恶性肿瘤

子宫体恶性肿瘤最常见的就是子宫内膜癌,是女性生殖系统三大恶性肿瘤之一,发病率在逐年上升,因此普及子宫内膜癌相关知识,加强预防和早期诊断非常重要。

◎ 什么是子宫内膜癌?

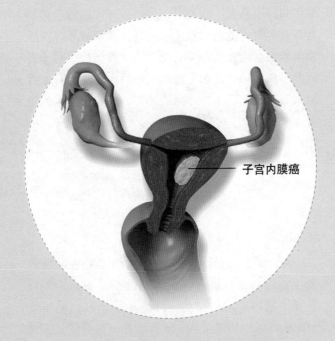

子宫内膜癌

子宫内膜癌是源于子宫内膜的恶性肿瘤,是女性生殖系统三大恶性肿瘤之一,其发病率在我国逐年上升。在北京、上海等地,子宫内膜癌的发病率已经直逼宫颈癌。主要原因是人们的生活质量提高,肥胖、糖尿病、高血压的人群也在逐渐增多,这三种因素是内膜癌的高危因素。

另外，由于生活质量提高，人们希望年龄大了以后仍然有比较好的生活质量，因此性激素替代的比例增加，内膜对雌激素暴露的时间增加，这也会使子宫内膜癌的发病率增加。子宫内膜癌从根上来讲，是单纯的雌激素或少量的雌激素长期刺激而没有有效的孕激素对抗，造成子宫内膜的无限制地生长，尤其是子宫内膜腺体无限制生长，从而引发子宫内膜癌。

◎ 子宫内膜癌的高危因素是什么？

子宫内膜癌的高危因素主要包括肥胖、不孕、高血压、糖尿病、长期使用雌激素、绝经延迟、卵巢肿瘤及多囊卵巢综合征。若出现阴道不规则流血应高度重视，积极诊治，切忌当做单纯月经紊乱简单止血治疗。此外，若有家族性肿瘤病史，如直系亲属中有2人及以上患有子宫内膜癌、大肠癌、胃癌、卵巢癌等，应高度警惕患有Lynch综合征的可能，可行基因检测判断，必要时到专科医院行遗传咨询。

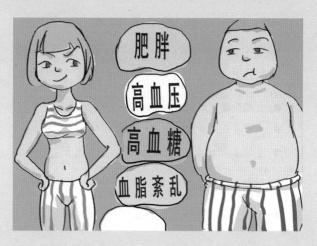

◎ 子宫内膜癌的常见病理类型有哪些?

子宫内膜癌分为雌激素依赖型和非雌激素依赖型，前者称Ⅰ型，后者为Ⅱ型。

Ⅰ型主要为子宫内膜样腺癌，占子宫内膜癌的80%~90%，又常常被称为普通型子宫内膜样癌，癌前病变为子宫内膜不典型增生，多发于肥胖、高血压患者，好发于绝经前或围绝经期妇女，病情进展缓慢，大多数孕激素治疗敏感，预后较好。

Ⅱ型为特殊病理类型，如透明细胞癌、浆液性癌、黏液性癌等。Ⅱ型患者通常为绝经后妇女，常常无不典型增生等癌前期病变，病理类型特殊，侵袭性强，预后较差。

2013年根据人类癌症基因图谱，又将子宫内膜癌分成了四种新分型：① POLE 超突变型；②微卫星不稳定型；③低拷贝型；④高拷贝型。这种基于基因检测结果的新分型对子宫内膜癌的治疗和预后判断有更好的指导作用。

◎ 预防子宫内膜癌的主要措施?

早期子宫内膜癌通常治疗效果良好，通过下列措施，大部分子宫内膜癌患者可以及时发现，及时治疗：

● 重视阴道不规则流血的诊治；

● 对有高危因素患者的人群应密切随访；

● 重视 Lynch 综合征患者的监测，建议每年行一次经阴道彩超和子宫内膜活检术；

● 重视无排卵月经，积极补充孕激素；

● 不滥用雌激素，在医生指导下正确应用激素替代治疗。

◎ 什么是子宫肉瘤?

　　子宫肉瘤是一种少见的子宫恶性肿瘤,占子宫恶性肿瘤的 3%~7%,肿瘤可来自子宫的肌肉、结缔组织、血管、内膜基质或肌瘤。包括子宫内膜间质肉瘤、子宫平滑肌肉瘤、子宫腺肉瘤和子宫癌肉瘤等类型。子宫肉瘤相对少见,但恶性程度较高,没有筛查措施。没有转移的子宫肉瘤,手术后积极配合化疗可以取得比较好的治疗效果。

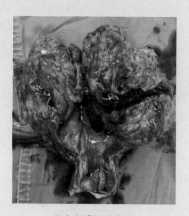

子宫内膜间质肉瘤

【医生提醒】

　　子宫肌瘤迅速长大应警惕"肉瘤变",保留宫颈的次全子宫切除术患者,其宫颈残端可以发生子宫肉瘤,子宫内瘤需要手术以后病理诊断证实,怀疑子宫肉瘤不建议腹腔镜手术。

子宫体良性肿瘤的早期诊断

尽管是子宫体良性肿瘤，通常不会威胁生命，但一些良性肿瘤可能会让你的身体出现不适，或者需要和恶性肿瘤鉴别，因此需要进行早期诊断和早期治疗。

◎ 子宫肌瘤有什么临床表现？

大部分子宫肌瘤患者无明显临床症状，常常于体检时或者出现并发症后才发现。随着肌瘤的长大，根据肌瘤位置的不同，患者可能出现经量增多、月经延长、下腹包块、尿频、排尿困难、下腹坠胀、腰骶部胀痛等不适。值得注意的是，部分患者出现子宫肌瘤后，小腹增大，误以为是变胖，结果妇科检查提示为子宫肌瘤。通过妇科查体、盆腔彩超等可进一步诊断子宫肌瘤。

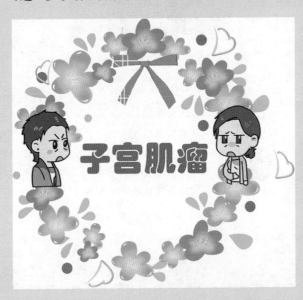

◎ 什么是子宫肌瘤变性?

当肌瘤生长过快、血供不足、合并妊娠等情况下，子宫肌瘤可失去原有典型结构，出现变性。如脂肪性变和钙化、玻璃样变、囊性变、红色变乃至恶变为肉瘤。恶变肌瘤组织质软糟脆，似生鱼肉状，术中冰冻活检可进一步明确诊断。通常术前诊断困难，术前仅有 30%~39% 能被诊断。

子宫肌瘤女性体内的"定时炸弹"

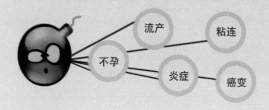

◎ 子宫肌瘤什么时候需要做刮宫检查?

子宫肌瘤患者通常不需要行刮宫检查，但是患者若合并月经紊乱、阴道不规则流血等情况时，为排除子宫内膜病变，需行刮宫检查。

◎ 子宫内膜增生的检查方法有哪些?

子宫内膜增生首选检查方法为经阴道彩超，了解子宫内膜厚度、有无宫腔赘生物等。若子宫内膜异常增厚或宫腔有赘生物需行诊刮术或者宫腔镜检查行内膜组织学检查。一般讲，对绝经前子宫内膜厚度 >10mm，绝经后厚度 >5mm 应考虑诊刮或宫腔镜下诊刮，取得内膜的病理学诊断。

子宫体恶性肿瘤的早期诊断

子宫体恶性肿瘤，特别是最常见的子宫内膜癌是严重威胁女性健康的常见生殖系统肿瘤之一，早期诊断有利于早期治疗，改善患者的预后。

◎ 子宫内膜癌的临床表现是什么？

大部分子宫内膜癌患者早期可出现异常阴道流血、阴道排液等症状。育龄期妇女可以表现为月经量增多、经期延长、月经间期不规则出血或者月经紊乱，绝经后妇女可表现为绝经后阴道流血及排液。部分晚期患者可出现下腹疼痛、腰骶部胀痛，乃至消瘦、乏力等不适。

◎ 如何诊断子宫内膜癌？

子宫内膜癌需通过子宫内膜组织病理学检查才能确诊。通常采用颈管和子宫内膜分段诊刮术或者宫腔镜直视下取材活检。也可以通过子宫内膜刷采取标本，这是一种无痛、创伤小的获取子宫内膜组织的有效方法。

◎ 什么是子宫内膜诊刮术？

子宫内膜诊刮术，是利用手术器械刮取子宫内膜和宫腔内组织，将刮取组织送病理检查的方法，可有效的确诊是否患有子宫内膜癌。有的女性朋友一听到刮宫可能会觉得很可怕，通常情况下，诊刮术十分钟左右即可完成，无痛诊刮更可使患者全程无痛感，安全有效，术毕轻松回家。

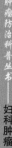

【医生提醒】

　　刮宫结束后，忌同房、盆浴2周，特别需关注诊刮术后病检结果，咨询医生是否需进一步治疗。

　　为避免子宫内膜癌的漏诊，若出现下列情况时应考虑诊断性刮宫：

● 绝经后出血，尤其是当排除了宫颈病变及阴道炎症后，且雌激素检测持续高水平时；

● 反复宫颈细胞学异常，但宫颈活检阴性；

● 具有子宫内膜癌高危险因素的患者有不排卵病史。

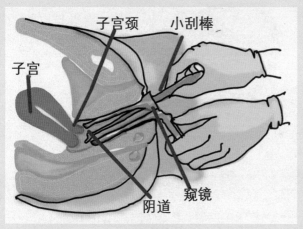

子宫内膜诊刮术

◎ 宫腔镜检查适合疑有子宫内膜癌的患者吗？

　　常有患者问，是行诊刮术好，还是做宫腔镜好呢？普通诊刮术靠医生的经验，称为盲刮；而宫腔镜则将镜子放入宫腔，能够更迅速准确地找到病变部位，取组织送检，起到定位活检的效果。因此，对疑有子宫内膜癌的患者，可直接行宫腔镜检查，宫腔镜下可清楚显示宫腔内情况，从而对可疑部位针对性取活检，准确性更高。

宫腔镜通过女性的自然腔道——阴道进行微创手术，患者创伤小、术中出血少、术后恢复快、安全性较高。宫腔镜检查适用于没有确诊的子宫内膜癌的异常子宫出血。已经确诊子宫内膜癌患者，也能使用宫腔镜，但需注意检查时宫腔压力不能太高。

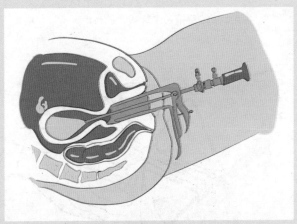

宫腔镜检查

◎ 子宫内膜癌患者需要做 MRI 或 CT 检查吗？

对子宫内膜癌患者，MRI 是非常重要的检查项目。MRI 较阴道 B 超能更清楚地了解宫腔情况、子宫肌层浸润深度、宫颈间质浸润情况、淋巴结转移及子宫外转移情况，对手术方案的制定有极其重要的作用。MRI 检查前，需提前取出宫内节育环，否则可能造成节育环体内移位或者成像不清楚。若节育环嵌顿无法取出或者体内有其他金属患者，可考虑行 CT 检查。

◎ 子宫内膜癌容易与哪些疾病混淆？

子宫内膜癌需与其他容易引起阴道不规则流血的疾病相鉴别。

● 需要鉴别诊断的良性病变

功能失调性子宫出血、老年性阴道炎、子宫内膜增生、子宫内膜息肉、子宫内膜不典型增生等。

● 需要鉴别诊断的恶性病变

输卵管癌、颈管型宫颈癌等。子宫内膜癌通常可以通过子宫内膜病理检查予以确诊，与以上疾病相鉴别。

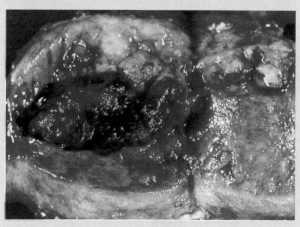

子宫内膜癌

子宫颈癌和子宫内膜癌通常不易混淆，但是部分向颈管生长的宫颈癌患者或者子宫内膜癌颈管受侵犯时，两者不易鉴别。需要参考分段诊刮、宫颈组织活检，病理免疫组化等结果，由于两种肿瘤治疗方法有所区别，应耐心等待检查结果。

输卵管癌常常以阴道排液为主诉，与子宫内膜癌症状类似，但输卵管癌更多地表现为附件包块，影像学检查可以帮助诊断。

◎ 子宫内膜癌如何分期？

大部分患者就诊时为早期。若肿瘤局限于子宫体为Ⅰ期；若肿瘤扩散至宫颈，则为Ⅱ期；若出现阴道、宫旁、输卵管、卵巢和淋巴结转移，则为Ⅲ期；若肿瘤侵犯膀胱及直肠黏膜、出现远处脏器如肝、肺等远处转移，则为最晚期Ⅳ期。通常采用的是2009年FIGO（国际妇产科联盟）的手术病理分期。与其他妇科恶性肿瘤相同，分期决定治疗策略，十分重要。子宫内膜癌手术病理分期（FIGO 2009年）见右表。

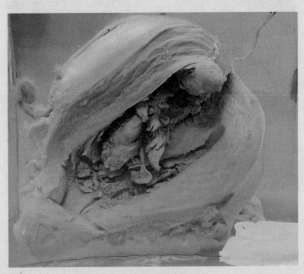

子宫内膜癌

FIGO 分期	肿瘤范围
Ⅰ期	肿瘤局限于子宫体
ⅠA	肿瘤浸润肌层深度 <1/2
ⅠB	肿瘤浸润肌层深度 ≥1/2
Ⅱ期	肿瘤侵犯宫颈间质，但无宫体外蔓延
Ⅲ期	肿瘤局部和（或）区域扩散
ⅢA	肿瘤侵犯浆膜层和（或）附件
ⅢB	阴道和（或）宫旁受累
ⅢC	盆腔淋巴结和（或）腹主动脉旁淋巴结转移
ⅢC1	盆腔淋巴结阳性
ⅢC2	腹主动脉旁淋巴结 ± 盆腔淋巴结阳性
Ⅳ期	肿瘤累及膀胱和（或）肠黏膜；或远处转移
ⅣA	肿瘤累及膀胱和（或）肠黏膜
ⅣB	远处转移，包括腹腔转移和（或）腹股沟淋巴结转移

子宫体良性肿瘤的规范治疗

子宫体良性肿瘤只要经过及时、正规的治疗，不会影响身体健康，治疗后身体很快会复原。只是不同的疾病以及不同患者的不同病程，医生的治疗策略可能不同。

◎ 子宫肌瘤剔除术后多久可以怀孕?

子宫肌瘤剔除术后，因子宫肌壁的完全修复需2年左右时间，一般避孕2年再怀孕是安全的。但子宫肌瘤剔除术后可能复发，故准备怀孕前需全面复查一次。此外，大子宫肌瘤剔除术后子宫瘢痕有妊娠期子宫破裂的危险。

◎ 子宫肌瘤有哪些治疗方式?

子宫肌瘤可选择观察随访、药物治疗和手术治疗及聚焦超声等方式，治疗方案的选择需根据肿瘤大小、位置、有无临床症状、患者生育要求等综合考虑。

子宫肌瘤不大，患者无明显自觉症状时，可门诊每年复查一次，无需特殊处理。子宫肌瘤长大，出现继发不孕、贫血、尿频、月经异常等症状时，可考虑积极手术治疗，较大子宫肌瘤还可术前子宫动脉超选择栓塞进行术前准备或止血治疗。聚焦超声等其他物理治疗也是可选择的治疗方法，适合无症状近绝经期女性，治疗后可引起肿瘤中心坏死，肿块可能近期长大，症状可能不能缓解，但随着时间推移，病灶吸收，逐步恢复子宫形态。

◎ 子宫肌瘤手术时，选择肌瘤剔除术还是子宫切除术？

非多发性肌瘤、患者年轻、有生育要求，可行肌瘤剔除术。

患者系多发性肌瘤、无生育要求，或者疑有恶变者，可行子宫切除术。

具体手术途径可选择经腹或者腹腔镜。因肌瘤旋切器可能造成肿瘤播散转移，对疑有恶变的患者，不建议采用腹腔镜手术。

【患者误区】

子宫切除后，我会变成男人吗？

【医生提醒】

肯定不会变成男人。切除子宫不会造成身体状况的改变。但切除子宫后，卵巢的血液供应在短期内有一定程度受损，部分患者更年期症状可能会凸显。

◎ 子宫内膜增生该不该治疗？

无不典型增生的子宫内膜增生在 20 年内进展成为子宫内膜癌的风险低于 5%，大部分患者能自行缓解，因此，密切随访是关键。有部分患者不能自行缓解或仍有较多子宫出血，可安置含孕激素的宫内节育器或者口服孕激素治疗。

对子宫内膜不典型增生的患者，若有强烈生育要求，可酌情在妇科肿瘤专科医生指导下采取保守药物治疗，严密随访，并且每 3 个月行一次子宫内膜活检，一旦完成生育后尽快切除子宫。

无生育要求或已经完成生育的子宫内膜不典型增生患者，应选择切除子宫。

【医生提醒】

子宫肌瘤造成大量出血，或长期经血过多，经期过长以致贫血，而药物无法根除，最好手术切除。

87

子宫体恶性肿瘤的规范治疗

子宫体恶性肿瘤建议尽早治疗且到正规医院进行诊治，特别是当地的肿瘤专科医院和大型医疗中心的妇科，切勿听信任何小广告、谣言和祖传秘方，以免贻误病情。

◎ 如何治疗子宫内膜癌？

子宫内膜癌首选治疗方法是手术，具体手术范围需根据病理类型、肿瘤浸润深度及范围、患者一般身体状况等情况综合决定，根据术后病检结果决定分期及是否需要补充放化疗。

对于分期晚、无法直接手术的患者可行新辅助化疗，待病灶缓解后手术。晚期、复发或者极早期要求保留生育功能患者可行孕激素治疗。

全子宫双附件切除术和淋巴结切除是最基本的手术方式。经腹腔镜、机器人手术具有术中出血少、术后恢复快、治疗效果相当的优点，手术方式可选择经腹、经阴道、腹腔镜或者机器人手术。

◎ 子宫内膜癌能否用激素治疗？

晚期、复发或者极早期要求保留生育功能患者可使用孕激素治疗，采用口服甲地孕酮或者醋酸甲羟孕酮。值得注意的是，长期大量口服孕激素后可能继发血栓形成，因此使用激素治疗期间需同时服用阿司匹林等，预防血栓形成。

◎ 什么情况下子宫内膜癌需做放疗？

子宫内膜癌患者需放疗见于以下情况：①术后

补充放疗，预防术后复发转移，用于Ⅲ~Ⅳ期患者，②部分Ⅰ~Ⅱ期患者，具体需结合病理分期、组织分级和高危因素而定；③晚期、复发患者姑息性放疗。放疗方式可分为盆腔放疗或者阴道近距离放疗，放射治疗可有效降低局部复发率。

◎ 子宫内膜癌复发后怎么治疗？

子宫内膜癌的正确分期和初始治疗非常关键，应该由有经验的妇科肿瘤医生分期，在全面的手术病理分期后拟定治疗方案。子宫内膜癌一旦复发，治疗效果将大打折扣。复发后需采取综合治疗，根据患者具体情况可选择手术减瘤、放疗、化疗和激素治疗等。

◎ 子宫内膜癌需行化疗吗？

部分子宫内膜癌患者需行化疗，见于以下情况：①晚期或复发子宫内膜癌治疗方案之一；②术后有复发高危因素患者，用于预防盆腔外转移，采用同步放、化疗治疗。

患者通常惧怕化疗的毒副反应，不过现代医学已能针对化疗药的常见毒副反应进行积极有效的预防性处理，基本都在可控范围之内，绝大部分人都能承受化疗的相关反应。女性朋友关心的化疗脱发问题，部分化疗药用药后脱发并不明显，即便脱发后可完全再生。所以，建议患者朋友们谨遵医嘱，接受正规的化疗治疗。

◎ 如何治疗子宫肉瘤？

子宫肉瘤的治疗以手术为主，手术需切除全子宫及双侧附件，是否清除淋巴结存在争议。根据分期和病理类型，术后根据情况补充放疗或者化疗，低度恶性子宫内膜间质肉瘤使用孕激素治疗有一定效果。

子宫体肿瘤的康复管理

子宫体肿瘤经过治疗后，特别是恶性肿瘤，需要进行康复管理，包括疾病的随访、身体的恢复、健康生活方式的建立等等，这些都能让你更健康的生活。

◎ 子宫肌瘤的康复管理

● 子宫肌瘤治疗结束后会复发吗？

子宫肌瘤为妇科常见病，为激素依赖性肿瘤。目前的手术方式只能尽量剥除肉眼可见的肌瘤，对于一些隐藏于子宫肌壁间的小肌瘤无法彻底剥除。因此，只要患者未绝经，且保留了正常子宫，治疗结束后均有复发的可能。

● 子宫肌瘤术后多长时间复查一次？

子宫肌瘤手术后仍需要复查，了解宫颈或者卵巢情况，尤其是子宫肌瘤剥除术后有复发可能的患者，应每6月复查一次。

● 子宫肌瘤术后复查的项目是什么？

子宫肌瘤术后有复发可能，建议门诊规范随访。子宫肌瘤剥除术后的患者复查需行妇科检查、妇科彩超等检查，综合判断子宫和卵巢情况；保留宫颈的女性还需行宫颈细胞学、HPV检查了解有无宫颈病变。

◎ 子宫恶性肿瘤的康复管理

● 子宫内膜癌治疗后会复发吗？

子宫内膜癌系恶性肿瘤，有复发、转移的可能，应遵医嘱定期复查，终身随访。

● 子宫内膜癌治疗结束后多长时间复查一次？

子宫内膜癌治疗结束后应定期随访。一般术后
2~3年内每3个月复查一次，3年后每半年复查一
次，5年后每年一次。

● 子宫内膜癌治疗后复查的项目是什么？

复查项目包括询问病史、妇科检查、阴道残
端细胞学涂片检查、胸部X片检查、血清CA125、
HE4检测等，必要时行MRI/CT检查，骨扫描等。

● 子宫肉瘤治疗结束后多长时间复查一次？

子宫肉瘤治疗结束后随访周期同子宫内膜癌。

● 子宫肉瘤治疗结束后复查的项目是什么？

子宫肉瘤恶性程度高，I期复发率为50%~
67%，II~III期复发率可高达90%，因此子宫肉瘤
患者治疗结束后应遵医嘱加强随访。此外，还应重
视胸部X线或CT检查。

【医生提醒】

每次复查时务必带齐既往住院或门诊复查资料，以
方便医生查阅或对比。最好空腹，准备行相关血液指标
及盆腔、腹部彩超、CT、MRI等检查。

◎ 子宫内膜癌患者能否保留生育功能？

子宫内膜癌患者一般不建议保留生育功能。

年轻未生育患者若有积极生育要求，可酌情保
留生育功能，即保留子宫和卵巢。保留生育功能并
非子宫内膜癌的标准治疗方案，且存在一定风险，
应经妇科肿瘤专科医师和生殖专家充分评估后采用，
还需要遵从医嘱严密随访，满足条件者方可酌情考

虑保留生育功能。

一般讲保留生育功能要满足以下条件：

● 病理类型为高分化子宫内膜样腺癌；

● MRI 检查确定病灶局限于子宫内膜；

● 影像学检查未发现可疑的转移病灶；

● 无药物治疗或妊娠的禁忌证；

● 经充分咨询了解保留生育功能并非子宫内膜癌的标准治疗方式，愿意承担相应风险。

保守治疗药物可选择甲地孕酮、醋酸甲羟孕酮或者左炔诺孕酮宫内节育器。用药期间需遵医嘱严密随访，随访期间若发现病情进展应果断切除全子宫和双侧附件。

4

外阴及阴道肿瘤

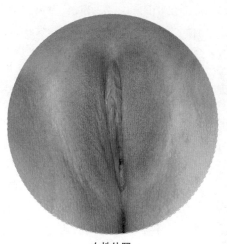

女性外阴

女性外阴

女性外阴即女性外生殖器，指女性生殖器官的外露部分，主要包括的解剖部位有阴阜、大阴唇、小阴唇、阴蒂、阴道前庭、前庭大腺、前庭球、尿道口、阴道口和处女膜。女性外阴也会发生一些肿瘤。

认识和预防外阴肿瘤

一些外阴疾病本身是良性的，但是如果长期存在或不正确的治疗，有可能转变为恶性疾病，切勿因为羞涩而讳疾忌医，以免贻误病情。

◎ 什么是外阴"白斑"？

外阴白斑称为"外阴慢性营养不良"，是好发于女性外阴部位的一种皮肤和黏膜组织中色素和皮肤细胞变性的病变，肉眼观察就像发生在女性外阴的"白癜风"。

女性的外阴白斑常见的临床症状是先有阵发性瘙痒，渐渐奇痒难忍。慢慢局部皮肤变厚或者萎缩，特别是小阴唇、大阴唇会慢慢萎缩消失。严重时阴蒂也会萎缩变小甚至消失，阴道口变小，阴道干燥，开始有性交痛，后来性交会很困难。痛苦、难忍、焦虑、绝望、羞涩，长期备受折磨，会觉得度日如年，但又不知道如何解脱。

对于确诊为外阴白斑的患者来说，应注意保持外阴清洁干燥，避免用刺激性大的药物或者肥皂清洗外阴，不要穿不透气的化纤内裤和紧身裤；对于辛辣、刺激、油腻、生冷食物最好"绕道而行"；应保持

外阴"白斑"

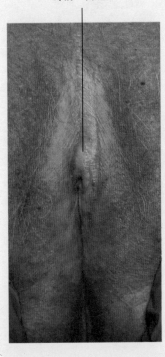

良好的情绪，此类疾病与白癜风等相似，会受到患者情绪的影响，越是心情不好，疾病蔓延发展越是迅速；应养成规律的作息习惯，不要熬夜，不要长时间久坐或久站，注意劳逸结合，适当增加体育锻炼，提高机体免疫力。

外阴白斑的治疗包括外用药物和物理治疗。常用药物有他克莫司软膏、吡美莫司乳膏、丙酮酸软膏等。药物治疗可以改善症状，早期也能治愈，但需要长期用药。如瘙痒明显，可加用镇静、安眠和抗过敏药物。其他物理治疗如高能紫外线、308准分子光照射、高能超声刀等也有很好的疗效。对于病情严重，反复药物或者物理治疗无效者或者外阴鳞状上皮增生怀疑恶变时，最好考虑手术切除。

◎ 外阴良性肿瘤包括哪些?

外阴良性肿瘤少见。根据肿块的性质将其划分为两大类，即囊性（摸着就像气球里面装了水一样）和实性（摸着就像土豆一样）。根据肿块显微镜下观察将其划分为四大类：乳头瘤、纤维瘤、脂肪瘤和汗腺瘤。

外阴良性肿瘤表现为外阴部位可触及一肿块，表面一般光滑，边界清楚，活动性好，一般局部无疼痛。如果是纤维瘤，可以见肿块下垂而且有蒂。单从外观上有时很难看出是哪一种肿瘤，要想确切地知道肿瘤是良性的还是恶性的，需要手术切除肿瘤后送病理检查。

我们归纳一下，外阴良性肿瘤主要的特征是：

①无意中发现外阴无痛性肿块，生长缓慢。

②外阴局部肿块，摸着较硬，活动性好，边缘

清楚，无痛。发现这样的肿块，切不可盲目穿刺。对于较小的肿块可以定期随访，防止局部感染。如果外阴肿块较大，行走时有异物感或者影响夫妻生活，则须肿瘤整块切除，切除组织送病检。

【医生提醒】

对于定期随访的外阴良性肿瘤患者要注意肿块是否有迅速增大的趋势；是否有表面的破溃；腹股沟淋巴结是否有肿大。存在上述情况则需要及时就医。

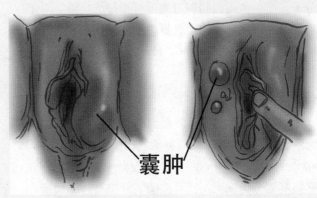

囊肿

外阴囊肿

◎ 什么是外阴上皮内瘤变？

外阴上皮内瘤变（VIN）是一种发生在外阴，由不典型增生的鳞状细胞群构成的癌前病变。可表现为外阴局部皮肤出现丘疹或者斑点，颜色可为灰色、红色、褐色、棕色或者白色。可伴有外阴瘙痒或者烧灼感。患者多数无明显临床症状，很容易遗漏。VIN 发病与多种因素有关，其中病毒感染和外阴慢性炎症起着重要作用，还与吸烟、性生活史（包括性伴侣数目、第一次性行为年龄）有关。近年来其发病率呈逐年升高且呈年轻化趋势。根据显微镜下表现可以分为普通型 VIN 和分化型 VIN。普通型主要发生在年轻女性，与高危型 HPV 感染相关。分化型 VIN 与 HPV 感染无关，主要发生在中老年妇女，常伴有慢性皮肤病。VIN 可自愈或进展为浸润癌，部分普通型 VIN 可自然消退，而分化型 VIN 的恶变倾向明显高于普通型。

◎ 什么是外阴癌？

外阴癌是发生在外阴（如大阴唇、小阴唇、阴蒂等部位）的"菜花样"肿瘤。外阴癌是较少见的妇科肿瘤，仅占女性恶性肿瘤的 1% 左右，在女性生殖道恶性肿瘤中约占 4%，并且有地域因素。外阴癌常见于老年女性，特别是绝经后妇女。常见症状有外阴包块及溃疡、外阴疼痛、外阴瘙痒等。需要提醒的是，一些外阴癌外阴包块并不明显，而是表现为外阴溃疡、斑块或者丘疹或外阴黑色素沉着。外阴癌的确切病因并不完全清楚，可能与 HPV 感染、慢性外阴营养不良及一些性传播疾病（如梅毒、尖锐湿疣等）相关。

外阴癌治疗效果好坏和患者生存时间取决于癌症的分期及病理类型。鳞状细胞癌是其主要的病理类型，约占 90%。外阴癌主要采用手术为主的综合治疗。为了提高患者生存率，外阴癌的治疗需要妇科肿瘤科、放疗科、肿瘤内科、病理科等多学科参与，制定个体化治疗方案。

认识和预防阴道肿瘤

阴道会发生良性和恶性肿瘤，如果阴道出现肿块应该及时去医院就诊，查明原因，不要因羞涩而延误病情和最佳治疗时机。

◎ 什么是阴道壁囊肿？

阴道壁囊肿就像发生在阴道壁的水泡。体积一般较小，2~3cm 直径多见，表面光滑、固定，触之有囊性感。患者常无明显临床症状或仅有阴道分泌物增多或性交不适而常被忽视，偶尔可生长很大而引起性交困难或者性交疼痛，甚至阻碍分娩。一般是胚胎遗留性或阴道黏膜组织损伤后形成。

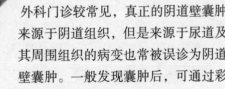

超声下的阴道囊肿
（黄色箭头所示）

阴道壁囊肿在妇科和女性泌尿外科门诊较常见，真正的阴道壁囊肿来源于阴道组织，但是来源于尿道及其周围组织的病变也常被误诊为阴道壁囊肿。一般发现囊肿后，可通过彩超确诊，阴道彩超检查较腹部彩超准确性高。

阴道壁囊肿多发生在生育期妇女，其发病高峰年龄在 30~40 岁，其他年龄较少见。阴道壁囊肿可发生在阴道的任何部位，多数为良性。

◎ 什么是阴道腺病？

通常情况下，阴道壁内一般不含有腺体。阴道腺病是阴道壁表面或黏膜下组织内出现腺体组织或者增生的腺体组织结构，可以简单理解为"鸠占鹊巢"。过去认为此病甚少见，近年来才发现它是一种常见病，多见于青春发育后的女性。

阴道腺病的发病机理尚未完全明了，一般认为可能与胚胎时期母亲服用大量己烯雌酚有关，或者阴道正常上皮被药物、激素、产伤破坏所致。通常本病没有症状，如果病变范围广泛，可出现一种特殊黏稠的黏液性白带，有时是血性分泌物，有阴道灼热感，或有性交痛或接触性出血。

对有白带增多、阴道血性分泌物或性交痛等症状，应仔细做妇科检查，对阴道腺病的追访及早期发现癌变有一定帮助。阴道镜是诊断本病的可靠方法，有助于选择活检部位、早期发现癌前病变或癌变，有助于随访。组织活检是阴道腺病的确诊依据，如阴道检查发现有异常病变时，应做多处活检。

什么是阴道血管瘤？

阴道血管瘤与其他血管瘤一样，并非是一种真正的肿瘤，而是无数血管团淤积在一起形成的一个假性肿瘤，阴道血管瘤较为罕见。阴道血管瘤由胚胎发育时残余的中胚叶或血管细胞形成，可分为三种类型：毛细血管瘤、海绵状血管瘤、蔓状血管瘤。病因不明，可因妊娠、创伤、服用雌激素等诱发。主要临床表现为阴道流血和阴道内肿块。阴道肿

阴道血管瘤

块进行性增大，或在妊娠等诱因下迅速增大，当血管瘤破裂时，可突然大量出血。

◎ 什么是阴道上皮内瘤变?

　　阴道上皮内瘤变（VAIN）是一组发生于阴道黏膜的癌前病变。分为低级别鳞状上皮内病变（LSIL）和高级别鳞状上皮内病变（HSIL），常见于宫颈上皮内瘤病变子宫切除的患者。本病与人乳头状瘤病毒（HPV）感染及宫颈浸润癌的发生密切相关，主要危险因素有：合并宫颈疾病、子宫切除手术史、免疫抑制状态等。VAIN可与宫颈上皮内瘤变（CIN）及外阴上皮内瘤变（VIN）并存，是阴道癌的癌前病变，约5%最后可发展为浸润性癌。VAIN多无临床症状，妇科检查不易发现，有高危因素的患者需要行阴道镜检查，在放大的视野下去搜寻病变。

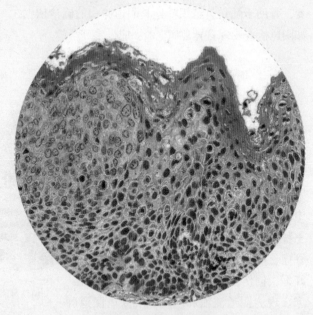

阴道上皮内瘤变的病理切片

◉ 什么是阴道癌？

　　阴道癌是发生在女性阴道的恶性肿瘤。阴道癌常常是继发的，可自宫颈癌直接蔓延，或来自子宫内膜癌、卵巢癌，另外膀胱、尿道或者直肠癌也可转移至阴道。原发阴道癌是较少见的妇科肿瘤，仅占妇科恶性肿瘤的2%左右。我们这里说的阴道癌特指原发性阴道癌。大多数阴道癌发生于绝经后妇女。发生于年轻妇女者时，其病因可能与宫颈病变有关，即与HPV有密切的关系。约95%的阴道癌为鳞状细胞癌。

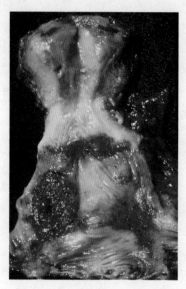

阴道癌

外阴癌的早期诊断

外阴皮肤一旦异常改变，应该及时去医院就诊，查明原因，对疾病的警惕是提高外阴癌早期诊断的重要措施。

◎ 外阴癌的临床表现是什么?

外阴癌多数是能看见且可触及的疾病。通常外阴可见"菜花样"肿瘤，最常见的症状包括可见或可触及的包块、疼痛、瘙痒、出血、溃疡等，可在腹股沟区扪及肿大固定淋巴结，晚期患者可累及阴道、尿道、肛门、直肠和盆壁。尽管外阴癌是浅表肿瘤，应该早期诊断，但出于羞愧，许多患者延误诊断，失去早期治疗机会。对于外阴肿物或溃疡应该尽早就医避免延误。

◎ 如何诊断外阴癌?

外阴癌病灶位于体表，根据病史、患者症状、妇科检查诊断并不困难。通过询问患者的既往病史、性生活史、手术病史、家族史采集基本情况。因早期外阴癌易与一些良性疾病和外阴上皮内瘤变同时存在，必要时须行阴道镜检查。外阴细胞学检查对于诊断也有提示性作用。在可疑癌组织的非坏死区域取活检进行病理检查，是诊断外阴癌的"金标准"。如果确诊为外阴癌，还需要进行一系列检查以明确病情严重程度，包括：全身体格检查、血常规、肝肾功能、肿瘤标志物、浅表淋巴结彩超、盆腹腔核磁共振、胸部 CT、肿瘤全身断层显像（PET/CT）等。

外阴癌如何分期?

外阴癌的分期见下表。

FIGO 分期	肿瘤范围
Ⅰ 期	肿瘤局限于外阴,淋巴结未转移
Ⅰ A	肿瘤局限于外阴或会阴,最大径线≤2cm,间质浸润≤1.0mm
Ⅰ B	肿瘤最大径线 >2cm 或局限于外阴或会阴,间质浸润 >1.0mm
Ⅱ 期	肿瘤侵犯下列任何部位:下 1/3 尿道、下 1/3 阴道、肛门,淋巴结未转移
Ⅲ 期	肿瘤有或无侵犯下列任何部位:下 1/3 尿道、下 1/3 阴道、肛门,有腹股沟—股淋巴结转移
Ⅲ A	1 个淋巴结转移(≥5mm),或 1~2 个淋巴结转移(<5mm)
Ⅲ B	>2 个淋巴结转移(≥5mm),或 >3 个淋巴结转移(<5mm)
Ⅲ C	阳性淋巴结伴包膜外扩散
Ⅳ期	肿瘤侵犯其他区域(上 2/3 尿道、上 2/3 阴道)或远处转移
Ⅳ A	肿瘤侵犯以下任何部位:上尿道和(或)阴道黏膜、膀胱黏膜、直肠黏膜或固定在骨盆壁,或腹股沟——股淋巴结出现固定或溃疡形成
Ⅳ B	任何部位(包括盆腔淋巴结)的远处转移

注:浸润深度指肿瘤从接近最表层乳头上皮至间质连接处至最深浸润点的距离

阴道癌的早期诊断

阴道不规则流血或性交后出血是阴道癌最常
见的症状。如果出现，要高度警惕，及时到
医院查明原因。

◎ 阴道癌的临床表现是什么？

阴道癌最常见的症状为阴道不规则流血或性交
后出血；白带增多，甚至阴道有水样、血性分泌物
伴有恶臭；随着病情发展可出现腰、腹痛，大小
便异常；严重者可形成膀胱阴道瘘或者直肠阴道
瘘（即膀胱或直肠直接与阴道相通）；晚期可出现相
关转移性症状（包括咳嗽、咯血、腹股沟扪及肿大
包块）。

对于怀疑阴道癌的患者需要做组织活检以明确
诊断。普通大众往往容易将这种不规则出血误认为
是月经紊乱而忽视，自己口服药物或者在不正规的
诊所调理月经而延误病情。

◎ 阴道癌如何诊断？

阴道癌往往以"不规则阴道流血"为主要症状，
也有于常规体检发现的。通过询问既往病史、性生
活史、手术病史、家族史等基本情况有助于诊断。

妇科检查在诊断中显得尤为重要。若妇科检查
异常，可进一步行阴道镜检查，阴道病灶组织活检
是诊断阴道癌的"金标准"。

原发性阴道癌的诊断还需要排除宫颈癌、子宫
内膜癌阴道侵犯的可能。

如果确诊为阴道癌，还需要进行一系列检查以明确病情严重程度。包括：全身体格检查、血常规、肝肾功能、肿瘤标志物、浅表淋巴结彩超、盆腹腔核磁共振、胸部 CT、肿瘤全身断层显像（PET/CT）等。

◎ 阴道癌如何分期？

阴道癌的分期见下表。

FIGO 分期	肿瘤范围
Ⅰ期	肿瘤局限于阴道壁
Ⅱ期	肿瘤累及阴道旁组织但未扩散到骨盆壁
Ⅲ期	肿瘤扩散到骨盆壁
Ⅳ期	肿瘤扩散范围超出真骨盆，或侵犯膀胱或直肠黏膜；但泡状水肿不能分为Ⅳ期
ⅣA	肿瘤侵犯膀胱和（或）直肠黏膜和（或）超出真骨盆
ⅣB	扩展到远处器官

注：浸润深度指肿瘤从接近最表层乳头上皮至间质连接处至最深浸润点的距离

外阴肿瘤的规范治疗

外阴肿瘤经过规范治疗后，绝大部分患者都
能健康生活。肿瘤的治疗一定要规范，要到
正规肿瘤医院或综合型大医院医治。

◎ 如何治疗外阴上皮内瘤变？

外阴上皮内瘤变（VIN）是外阴癌的癌前病变，
需要高度重视，避免其进展为外阴癌。鉴于 VIN 病
变具有一定的潜在恶变性、复发性，诊治需要及时。
一些治疗可能会引起外阴形态改变进而导致性生活
困难。对 VIN 的治疗应在达到满意治疗效果的同时，
注意尽量保留外阴正常的组织结构和功能。

VIN 的治疗手段包括手术治疗和非手术治疗。

● 手术治疗目的在于将病灶完全切除并对病灶
进行显微镜下检验，是外阴 VIN 的主要治疗方法。

● 非手术治疗包括冷冻、激光消融，局部应用
氟尿嘧啶软膏或咪唑喹莫特等方法。

鉴于 VIN 为癌前病变且复发后再次手术效果好，
因此对于普通型 VIN 病变，局部扩大手术治疗效果
基本满意。

VIN 的预后一般较好，不容易复发，部分 VIN
术后可复发，其复发的相关因素包括高危型人乳头
瘤病毒的持续感染、病变多灶性、手术未切净等。
VIN 治疗后十分重要的一点就是要定期复查。

如何治疗外阴癌?

外阴癌传统手术方式为外阴广泛切除术＋腹股沟淋巴结清扫术，这种术式生存率可达到70%，但手术创伤大，术后并发症将严重影响患者的生存质量。近年来，也提倡缩小手术范围，更注重个体化治疗以及综合治疗。

放射治疗对一些晚期不宜手术或耐受不了手术的患者，既达到治疗的目的，又能避免手术带来的创伤。放射治疗作为综合治疗的一部分，结合手术或化疗，可以达到更好的治疗效果。

化疗对于外阴癌也有一定作用，但不作为主要选择。

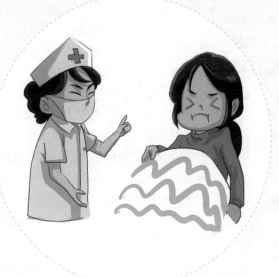

阴道肿瘤的规范治疗

阴道肿块应及时到正规医院进行诊治，查明原因，如果需要治疗，应尽早开始，预防癌变或者治疗早期癌症，提高生存质量。

◎ 如何治疗阴道壁囊肿？

若囊肿较小可以在医生指导下观察随访，当囊肿增大出现症状时应该采取手术治疗。无论哪种病理类型，均应尽量行囊肿完全切除术，避免遗留病灶造成复发。囊肿壁可能与周边脏器如尿道、膀胱、直肠的关系密切，手术存在相关损伤风险。

◎ 如何治疗阴道腺病？

患了阴道腺病，一般无症状者可不予治疗，但应每半年随访复查 1 次；或用酸性液体冲洗阴道，增加阴道的酸度，促使病灶愈合。对分散的小病灶，可予以切除，或采用电灼、电凝、冷冻、激光等疗法，但治疗前必须做组织学检查，排除癌变。对病变广泛、症状重者，必要时行部分、全部阴道切除术。治疗并不是一劳永逸的，定期随访很重要，若腺病已发生恶变，则应按阴道恶性肿瘤处理。

◎ 如何治疗阴道血管瘤？

阴道血管瘤是良性病变，无症状者，可在医生指导下随访观察。但阴道血管瘤体积大，反复、大量出血者应积极治疗。根据患者的年龄、症状、病灶的局限性或弥漫程度、有无生育要求采取个体化、综合治疗方法。单纯性血管瘤病灶小，可行冷冻、电烙、激光等治疗，病灶界限清楚的，可局部手术切除。阴道海绵状血管瘤及蔓状血管瘤，病灶呈弥漫状通常难于切除，术中易发生大出血。主要治疗可选：

● 硬化治疗：在血管瘤局部注射硬化剂，形成血栓，使血管组织闭塞坏死，可简单理解为"填塞治疗"，适用于瘤体较小且表浅的血管瘤；

● 血管造影及栓塞治疗：对血管瘤引起的大出血可快速止血，可简单理解为"堵塞治疗"。因阴道血液供应丰富，术后可形成新的侧支循环，易复发；

● 手术切除：局部血管瘤切除或在局部血管瘤切除术前行血管栓塞术，以减少手术中出血。对无生育要求者，可考虑在切除阴道血管瘤的同时行子宫全切除术。

◎ 如何治疗阴道上皮内瘤变？

对于阴道上皮内瘤变（VAIN）的治疗，还没有最优化的治疗方案，在所有的下生殖道上皮内瘤变中，是最为棘手的疾病。

轻微的 VAIN 多可自行消退，无需过多干预治疗；但对 HPV 持续感染的 VAIN 的患者应积极治疗，以期清除感染的 HPV。

严重的 VAIN 可选择的治疗方法包括手术切除、放射、药物、电灼、冷凝、激光气化和超声抽吸治疗等。任何的治疗方法均存在复发和发生并发症的风险。

在选择治疗方法时应强调个体化，根据患者的病变严重程度、部位、范围、HPV 感染情况和既往病史及患者年龄、生育要求等因素综合考虑，充分评估，制定系统化的治疗方案。

治疗并不是一劳永逸的，在治疗过程中需随时评估疗效及病情进展情况，适时更改治疗方案。

◎ 如何治疗阴道癌？

阴道癌的标准治疗模式参考宫颈癌和外阴癌的治疗方式，包括手术、放疗、化疗，但阴道癌的治疗方式更强调个体化。阴道癌的治疗以手术和放疗为主，辅以化疗。阴道癌的治疗遵循个体化治疗原则，应综合考虑患者的年龄、病理类型、病变大小、部位和范围及患者的意愿等制定方案。由于阴道局部解剖关系，阴道癌根治性切除身体创伤较大，大多数患者选择放疗。手术治疗多适用于早期病例及少数放疗后局部未控制或局部复发的阴道癌。

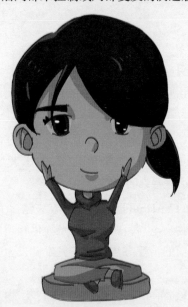

外阴和阴道癌的康复管理

阴道肿块应及时到正规医院进行诊治，查明原因，如果需要治疗，应尽早开始，预防癌变或者治疗早期癌症，提高生存质量。

◎ 外阴癌治疗结束后多长时间复查一次？

治疗后前 2 年每 3~6 个月随访 1 次，第 3~5 年每 6~12 个月随访 1 次，以后每年随访 1 次。

◎ 外阴癌治疗结束后的复查项目是什么？

常规复查项目包括：妇科检查、外阴、阴道细胞学检查、影像学检查（X 线胸片、CT、PET/CT、MRI）及实验室检查等（血常规、血尿素氮、肌酐、肿瘤标志物）。

◎ 阴道癌治疗结束后多长时间复查一次？

治疗后前 2 年每 3~6 个月随访 1 次，第 3~5 年每 6~12 个月随访 1 次，以后每年随访 1 次。

◎ 阴道癌治疗结束后的复查项目是什么？

常规复查项目包括：妇科检查、外阴、阴道细胞学检查、影像学检查（X 线胸片、CT、PET/CT、MRI）及实验室检查等（血常规、血尿素氮、肌酐、肿瘤标志物）。

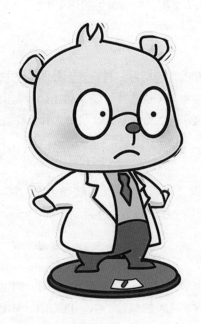

5

滋养细胞肿瘤

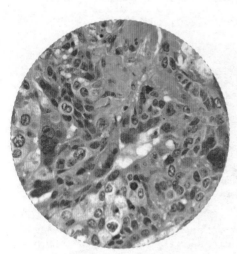

绒毛膜癌病理切片

什么是滋养细胞肿瘤？

什么是滋养细胞肿瘤？

滋养细胞肿瘤，又称滋养细胞疾病，是指胚胎的滋养细胞发生恶性病变而形成的肿瘤，这是一组与怀孕相关的疾病。滋养细胞疾病可分为：葡萄胎，侵蚀性葡萄胎，绒毛膜癌，中间型滋养细胞疾病（胎盘部位滋养细胞肿瘤）。

认识和预防滋养细胞肿瘤

葡萄胎是指妊娠时，胎盘的绒毛滋养细胞异常增生，间质高度水肿，形成大小不一的水泡，水泡间彼此连接成串，就像葡萄，亦称水泡状胎块（HM）。

◎ 什么是葡萄胎？

葡萄胎本质是妊娠滋养细胞疾病的一种，老百姓常说的"鬼胎""奇胎"。医学上葡萄胎又叫水泡状胎块，由于肿胀的绒毛被串起来，就像葡萄一样晶莹剔透，因此得名。

葡萄胎是良性滋养细胞疾病，病变局限于宫腔内。葡萄胎又可以分为：完全性葡萄胎和部分性葡萄胎。完全性葡萄胎是一个空卵与一个单倍体精子受精后的 DNA 再复制，而形成一个二倍体受精卵。

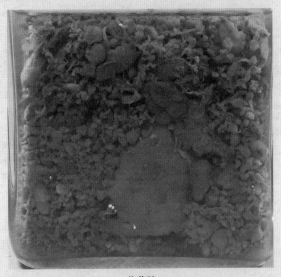

葡萄胎

它的遗传物质完全是父源性的，不能支持胚胎的正常发育，但能维持滋养细胞异常增生。完全性葡萄胎妊娠物都是水泡状物，形状如一串串葡萄。而部分性葡萄胎是由单倍体卵子与两个不同精子受精形成的三倍体受精卵。部分性葡萄胎仅一部分变为水泡，常常可见到部分正常的胚胎或胎儿组织。完全性葡萄胎发生率远高于部分性葡萄胎。

无论是完全性葡萄胎还是部分性葡萄胎都是良性疾病，但是有一定恶变概率。因此，在清除之后要密切随访人绒毛膜促性腺激素（血 HCG）。95%的患者在清宫后 9～14 周，血 HCG 会降到正常范围内。

完全性葡萄胎容易恶变的高危因素有：

- 患病时年龄大于 40 岁；
- 子宫大于停经月份；
- 血 HCG 大于 10 万；
- 卵巢黄素化囊肿≥6 厘米；
- 复发性葡萄胎。

◎ 什么是侵蚀性葡萄胎？

大约有 5% 左右的葡萄胎患者治疗后在随访过程中出现血 HCG 的不降反升，血 HCG 达到平台期或血 HCG 水平持续异常达半年及以上和（或）伴远处转移。出现任何一种情况都要考虑葡萄胎已由良性转变成恶性妊娠滋养细胞肿瘤了。

侵蚀性葡萄胎均来自于良性葡萄胎，即必须是在葡萄胎以后发生。侵蚀性葡萄胎是葡萄胎组织侵入子宫肌层引起组织破坏，或并发子宫外转移者，因具有恶性肿瘤的破坏性，也称为"恶性葡萄胎"，多数仅造成局部侵犯。显微镜检查肿瘤病理切片中仍能看到水肿绒毛的形态。

◎ 什么是绒毛膜癌？

绒毛膜癌，简称绒癌。起源于多样化，可以来自葡萄胎，也可以继发于流产或者足月产之后。它与侵蚀性葡萄胎的不同之处在于，恶变的滋养细胞完全失去绒毛的形态，散在地侵蚀子宫肌层或转移至其他器官，造成破坏，具有高度恶性。显微镜下找不到绒毛结构是医生判断此疾病的一个重要依据。

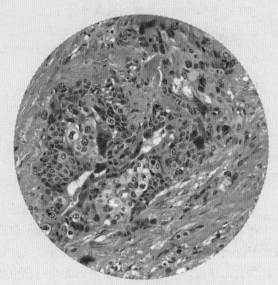

绒毛膜癌病理切片

那么，对于同样来自葡萄胎的恶性滋养细胞肿瘤患者，如果没有病理切片检查，又该怎样区分侵蚀性葡萄胎和绒癌呢？通常是看葡萄胎排出的时间。一般来讲，葡萄胎半年之内发生恶变的，诊断为侵蚀性葡萄胎；葡萄胎排出后1年以上发生恶变的，多数为绒癌。如果在半年至一年之间发生者，两种病变的可能性各占一半，需要通过病理切片检查明确诊断。

◎ 滋养细胞肿瘤可以预防吗？

答案是肯定的！

滋养细胞肿瘤的预防可以关注以下几个方面：

● 食物中缺乏维生素A及其前体胡萝卜素和动物脂肪者，发生葡萄胎的几率会显著上升。饮食中叶酸含量过低也是导致滋养细胞肿瘤的发生率增加的原因之一。因此，日常饮食应注意营养均衡，育龄期女性应适当补充维生素和叶酸。

● 20岁以下及40岁以上怀孕者，其滋养细胞肿瘤的发生率明显增加。因此要尽量避免年龄过小或高龄妊娠。

● 既往有葡萄胎妊娠者，再次葡萄胎的发生率增加。因此，发现妊娠后需要在医生的指导下密切观察，发现异常及时就诊。

早期诊断滋养细胞肿瘤

滋养细胞肿瘤只有做到早期发现，早期诊断，才能终止不正常的妊娠或及时发现绒毛膜癌，最终达到早期治疗，改善预后的目的。

◎ 滋养细胞肿瘤的表现是什么？

● 不规则阴道流血

停经后阴道流血是最常见的临床表现。通常在停经 8 ~ 12 周开始出现反复性阴道流血。开始时量不多，容易被误诊为先兆流产而予以保胎治疗。葡萄胎自行排出前，母体大血管破裂，可发生大出血，严重时导致失血性休克甚至死亡！另外，反复阴道流血还可能导致贫血、感染等症状。

● "早孕反应" 严重

葡萄胎患者由于滋养细胞的过度增生而导致绒毛膜促性腺激素（HCG）异常升高，多数患者较早就出现恶心呕吐等妊娠反应，症状严重且持续时间长，少数患者除呕吐外，还可以出现水肿，高血压，蛋白尿等妊娠高血压疾病的症状。所以孕早期 "妊娠反应" 严重的更加需要警惕。

● 卵巢黄素化囊肿

葡萄胎患者由于体内大量 HCG 的刺激，双侧或者一侧的卵巢形成多房性囊肿改变。在 B 超检查时可以发现单侧或者双侧卵巢囊肿形成。患者一般无明显的自觉症状。

● 腹痛

腹痛是常见症状之一。葡萄胎患者子宫常常超过怀孕周数，子宫快速过度扩张，常出现阵发性下腹痛，一般不剧烈，能忍受，多发生于阴道流血之前。常为葡萄胎流产的先兆。

● 子宫异常增大、变软

子宫大于妊娠月份，由于绒毛水肿及宫腔积血，子宫常比正常妊娠时增大，质地极软。但也有少数小于停经月份者，可能因水泡退行性变停止发育造成。子宫已超过 5 个月妊娠，检查不到胎心。

● 咳嗽、咯血、胸闷、胸痛等不适

恶性滋养细胞肿瘤原发于子宫腔内，但很快就侵入子宫壁肌层及血管，并沿着血液循环途径向远处器官播散，因此早期就发生血行转移是恶性滋养细胞肿瘤的突出特点。滋养细胞主要破坏血管，所以各转移部位的共同特点是：局部出血。

◎ 如何诊断葡萄胎?

典型葡萄胎常根据停经后有不规律的阴道流血，子宫异常增大，质软，子宫孕 5 月大小时尚不能触及胎体，听不到胎心，无胎动等做出诊断。如伴有重度妊娠反应及孕早期伴有妊娠高血压综合征则更有助于诊断。阴道有水泡状物排出即可诊断。在早期或症状不典型时，常选择以下辅助检查明确诊断。

● HCG 测定

葡萄胎时，滋养细胞高度增生产生大量 HCG，HCG 滴度通常高于相应孕周的正常妊娠值，而且在妊娠 12 周后，随着子宫增大持续上升，利用这种差别可作为辅助诊断。

● B 超检查

B 超是葡萄胎重要的辅助诊断方法。正常妊娠

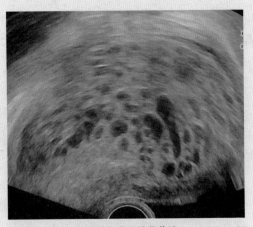

经阴道超声下的葡萄胎

5周时可以看到妊娠囊，7周时可见心管搏动。完全性葡萄胎的典型超声影像学表现为子宫明显大于相应孕周，无妊娠囊和胎心搏动，宫腔内充满不均质、密集状或短条状回声，呈"落雪状"；如果水泡较大而形成大小不等的回声，则呈"蜂窝状"。常可以测到一侧或者两侧卵巢囊肿。

● 超声多普勒探查胎心

正常妊娠最早7周时可听到胎心音，葡萄胎时仅能听到子宫血流杂音，无胎心音。

◎ 葡萄胎清宫后如何诊断妊娠滋养细胞肿瘤？

国际标准（FIGO，2000）葡萄胎后滋养细胞肿瘤（GTN）的诊断标准：①连续3周或3周以上（即在第1、7、14、21天）测定人绒毛膜促性腺激素（HCG）共4次，其值处于平台状态，可以诊断为GTN；②每周测定一次HCG，至少2周或2周以上（即在第1、7、14天），如HCG升高，可以诊断为GTN；③当HCG水平在6个月或6个月后仍然升高则诊断为 GTN；④如果组织学诊断为绒毛膜癌则诊断为 GTN。

◎ 远处转移的检查手段有哪些？

● 胸部 X 线适用于诊断肺转移灶，并且采用胸部 X 线来计数肺转移灶的数目以评估预后评分，也可以使用肺部 CT；

● 应用超声或 CT 扫描可以诊断肝转移；

● 应用 MRI 或 CT 扫描可以诊断脑转移。

◎ 滋养细胞肿瘤如何分期？

滋养细胞肿瘤分期见下表。

FIGO 分期	肿瘤范围
Ⅰ期	病变局限于子宫
Ⅱ期	病变扩散，但仍局限于生殖器官（附件、阴道、阔韧带）
Ⅲ期	病变转移至肺，有或无生殖系统病变
Ⅳ期	病变转移至脑肝肠肾等其他器官

◎ 滋养细胞肿瘤的预后评分系统是什么？

恶性滋养细胞肿瘤除了分期以外，还有一个重要的评价指标——预后评分（FIGO，2000 年）。具体项目包括：患者年龄、距离前次妊娠时间、血 HCG 值、最大肿瘤直径、转移部位以及先前化疗是否失败进行评分。总分≤6 分者为低危，≥7 分者为高危。说起评估，并不单是对于肿瘤本身评估，还要看患者的健康状态、生育要求，乃至患者的经济情况等，以作出最有利于患者的医疗方案。唯有如此，才有可能使患者的利益最大化。

葡萄胎的规范治疗

发现葡萄胎并不可怕，重要的是进行早期治疗，规范治疗，不要听信网络传谣、祖传秘方和小广告，后者不仅浪费钱财，关键是免贻误病情。

◎ 什么是葡萄胎的清宫治疗？

葡萄胎是良性滋养细胞疾病，一经诊断应立即清宫（吸宫术）。葡萄胎患者子宫普遍较大，因此清宫的风险也更大，事前应做好全身检查和充分的准备。由于葡萄胎患者的子宫较大而且很软，在清宫的过程中容易出现出血和穿孔，除非出血难以控制，否则应一次完成，避免第二次清宫。因此，如果高度怀疑或者已经明确诊断葡萄胎，患者应尽可能选择正规的医院由经验丰富的医生治疗。

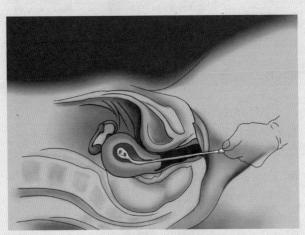

经阴道超声下的葡萄胎

【医生提醒】

葡萄胎早期发现和诊断后，一定要到正规医院的专科进行规范诊治，包括当地的肿瘤医院、大型综合医院的妇科或肿瘤科，不要听信病友传言和各种小广告。

◎ 什么是葡萄胎的预防性化疗？

葡萄胎是否需要预防性化疗存在争议。为了减少恶变率和转移率，推荐预防性化疗。但另一种观点则认为，目前的化疗方案均有比较大的毒性，不宜普遍推广使用，但要求每一例良性葡萄胎患者，均严密随访血 HCG 的变化，做到早期发现恶变，早期治疗。预防性化疗通常使用单一的化疗药物即可。化疗尽可能在清宫前 3 天开始。如一疗程后 HCG 未恢复至正常，应反复至完全正常为止。

◎ 葡萄胎患者需要切除子宫吗？

单纯子宫切除只能去除葡萄胎侵入子宫肌层局部的危险，但不能预防子宫外转移的发生，所以不作为常规处理。

对于年龄大于 40 岁、无生育要求者可行全子宫切除术，但应酌情保留两侧卵巢。手术后仍需定期随访。

◎ 葡萄胎并发卵巢黄素化囊肿如何处理？

很多患者会在患病期间发现卵巢上也出现了肿物——卵巢黄素化囊肿。大部分患者会在清宫后 2~4 个月内自行消退，一般不需处理。若发生急性扭转，可在 B 超或腹腔镜下作穿刺吸液；如扭转时间较长，发生坏死，则需作患侧附件切除术。

恶性滋养细胞肿瘤的治疗

你知道吗？恶性滋养细胞肿瘤是可以治愈的疾病，因此，罹患恶性滋养细胞肿瘤就不要那么灰心失望了，要保持乐观豁达的态度，配合治疗，治愈疾病，恢复健康。

◎ 恶性滋养细胞肿瘤治疗原则是什么？

妇科其他恶性肿瘤确实是以手术为主，化疗为辅，但只有妊娠滋养细胞肿瘤是化疗能治愈的疾病。根据 FIGO 分期和预后评分系统进行分期和评分：I 期和低危型转移性患者，使用单一化疗药物治愈率几乎达到 100%；高危型转移性肿瘤患者，采用多种药物联合治疗，合并放疗或手术治疗，治愈率也能达到 80%～90%。

◎ 恶性滋养细胞肿瘤的化疗药和化疗方案有哪些？

常用的化疗药有：甲氨蝶呤（MTX），放线菌 D，5-氟尿嘧啶（5-FU），环磷酰胺（CTX），长春新碱（VCR）等。常用的化疗方案有 EMA/CO，EAM/EP、5-FU+KSM+/-VP16 等。单药治疗副反应较轻，联合治疗毒副反应大，需专科医生严密监控。最常见的副反应，如白细胞、血小板减少，肝肾功能不全，消化道黏膜刺激，皮肤色素沉淀等。因滋养细胞肿瘤的化疗周期多为密集型，故治疗后期出现耐药的几率较大，需要有经验的医生根据患者的病情变化及时调整方案以达到最佳疗效。

◎ 恶性滋养细胞肿瘤需要手术治疗吗？

滋养细胞肿瘤是可以通过化疗痊愈的恶性肿瘤，一般不采用手术治疗，只有在少数情况下采用手术治疗：

①原发病灶或转移瘤大出血（如子宫穿孔、肝脾转移瘤破裂出血等），如其他措施无效，应立即手术切除出血器官，以挽救患者生命。

②对于一些耐药病灶，如果病灶局限（如局限于子宫或局限于一叶肺内），可考虑在化疗的同时辅以手术切除。

◎ 恶性滋养细胞肿瘤是否适合放疗？

目前应用较少，主要用于脑转移和肺部耐药的孤立病灶的治疗。

◎ 滋养细胞肿瘤可以根治吗？

葡萄胎虽然是一种异常妊娠，但大多数患者经清宫后即可痊愈。而恶性滋养细胞肿瘤，因其对化疗的高度敏感，通过规范的治疗，也是一种可以治愈的恶性肿瘤。值得提醒的是，在治疗过程中需要规范化疗，及时足量的化疗是治愈的关键，警惕耐药的产生。注意防范化疗和其他治疗的并发症是提高疗效的根本。

◎ 如何判定滋养细胞肿瘤已经治愈？

滋养细胞肿瘤化疗应持续到症状体征消失，原发和转移灶消失，HCG 每周测定一次，连续 3 次正常，再巩固 2~4 个疗程可停药。随访 5 年无复发者为治愈。

康复管理

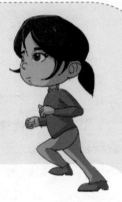

滋养细胞肿瘤治疗结束后的随访非常重要，定期复查是完全治愈疾病的关键。通过定期随访，可早期发现滋养细胞肿瘤复发并及时处理。

◎ 葡萄胎的康复管理

● 葡萄胎治疗结束后多长时间复查一次？

葡萄胎排空后的随访时限为 2 年，第一次血 HCG 的测定应在清宫后 48 小时之内，以后每周 1 次，直至连续 3 次阴性，然后每个月 1 次持续至 6 个月。此后每半年 1 次，共随访 2 年。对 HCG 下降缓慢者必须进行更长时间的随访。

● 葡萄胎治疗结束后复查的项目是什么？

每次随访除必须查血 HCG 外，还有妇科检查，注意月经是否规律，有无异常阴道流血、有无咳嗽、咯血及其转移灶症状。定期（通常是 3~6 个月）或出现 HCG 异常时或有临床症状或体征时行超声、X 线胸片或 CT 检查。

● 葡萄胎随访期间需要避孕吗？

葡萄胎治疗结束后需要选择有效可靠的避孕方法，对检测和预防复发是必不可少的。避孕方法首选避孕套或口服避孕药。不选用宫内节育器，以免穿孔或混淆子宫出血的原因。再次妊娠后，应在早孕期间作超声和 HCG 测定，以明确是否正常妊娠，分娩后也需 HCG 随访直至阴性。

◎ 恶性滋养细胞肿瘤的康复管理

● 恶性滋养细胞肿瘤患者在治疗结束后多久复查一次？

具体的随访的时间如下：第 1 年每 1 个月 1 次。第 2~3 年每 3 个月 1 次。第 4~5 年每年 1 次。复查内容和项目同葡萄胎。

08